W0061250

Marcelle Routier
präsentiert

GESUND MIT
BIRCHER-BENNER

Ruth Kunz-Bircher

GESUND MIT BIRCHER-BENNER

Ratschläge,
Rezepte, Behandlungsmethoden
für ein natürliches Leben

Hallwag Verlag
Bern und Stuttgart

2., verbesserte Auflage, 1981
Übersetzung aus dem Französischen: Heinz Joho
© 1978 Hallwag AG Bern
Printed in Switzerland
Die französische Originalausgabe ist bei
Editions Stock, Paris, unter dem Titel
Le guide de la santé Bircher erschienen.
© 1977 Editions Stock/Opera Mundi Paris
ISBN 3 444 10235 6

Inhalt

Ein Pionier

Die Kräfte des Lebens

Heilen

Anhang

Der Mensch ist ein Gesunder, der Tag für
Tag sein Lebenskapital zerstört.
Dr. Max Bircher-Benner

Ich möchte an dieser Stelle meinen Brüdern, den Drs. med. Max Edwin, Franklin, Willi und Dr. nat. oec. Ralph Bircher, meiner Kusine Dr. med. Dagmar Liechti-von Brasch und meinem Mann Dr. chem. Alfred Kunz sowie all jenen danken, die mir während der dreißig Jahre, in denen ich in der Privatklinik Bircher-Benner tätig war, zur Seite gestanden haben.

Ruth Kunz-Bircher

Vorwort

Eine kleine, schlanke, lebhafte Frau mit einer außergewöhnlichen Ausstrahlung: das ist Ruth Kunz-Bircher. Wenn es überhaupt noch eines Beweises für die Gültigkeit der Lebens- und Ernährungsregeln ihres Vaters, des Arztes Max Bircher-Benner, bedürfte — sie würde ihn uns vollwertig liefern. Mit über siebzig Jahren leidet sie noch an keinem jener Gebrechen, die man zu den unvermeidlichen Attributen des Alters zu zählen pflegt.

Nichts schien in ihrer Kindheit darauf hinzuweisen, daß sie dereinst die Klinik ihres Vaters fortführen würde. Als begabte Violinistin träumte sie nur von der Musik. Als dann ihr Vater starb, wurde die Klinik von zwei seiner Söhne und seiner Nichte Dagmar Liechti fortgeführt, bis Ruth vier Jahre später die Geige aus der Hand legte und die Verwaltungsdirektion übernahm. Von diesem Augenblick an gehörte sie nur noch der Klinik, die ihr Vater gegründet und die er so sehr geliebt hatte.

Seit dreißig Jahren geht sie in dieser Tätigkeit auf. Wer also könnte die Wirksamkeit der hier angewandten Behandlungen besser beurteilen als sie, die mit den Patienten lebte und ihren Gesundungsprozeß verfolgte? Wer hätte besser als sie dieses Buch schreiben können, das den Weg zur Gesundheit durch richtige Ernährung nach der Methode Bircher-Benner weist.

Auch damit also führt sie das Werk ihres Vaters fort, dessen Wunsch es zeit seines Lebens war, daß möglichst viele aus seinen Erkenntnissen und Lehren Nutzen ziehen möchten, um sich selbst die wirksamste Waffe gegen die Krankheit zu schmieden: Gesundheit.

Marcelle Routier

Ein Pionier

1
Der Schlüssel zur Gesundheit

Die Umweltverschmutzung nimmt ständig zu. Die Flüsse führen Gift und schwemmen tote Fische ans Ufer, Ozeane werden zu gigantischen Müllgruben, weil man darin Betonblöcke versenkt, die radioaktive Abfälle mit Halbwertzeiten von Jahrtausenden enthalten. Mit chemischen Düngemitteln vergewaltigt man die Erde und besprüht die Obstbäume mit Pesti- und Insektiziden, die nicht nur für die Schädlinge giftig sind.

Viruserkrankungen breiten sich aus. Neue Epidemien treten auf, deren Ursachen man nicht kennt. Der Mensch ist an der Erdöl-Zivilisation, an sich selbst erkrankt.

Durch und durch industrialisiert, wird unsere Nahrung zu einer Art Trojanischem Pferd, das den Feind, die Krankheit, in unseren Organismus einschleust.

Die wenigen Vitalstoffe, die in Gemüsen, Früchten, Milchprodukten, Getreide, Fleisch und Fischen vorhanden sind, werden entwertet. Chemische Farbstoffe und Konservierungsmittel, gegen Mikroben eingesetzte Chemikalien töten nicht nur die Bakterien, sondern beeinträchtigen auch die Bildung lebensnotwendiger Antikörper und greifen die Darmflora an. Unsere Nahrung, solchermaßen keimfrei gemacht, aber entwertet, hat an lebenspendender Kraft verloren. Dadurch werden die Abwehrkräfte verringert, und unser Körper wird immer anfälliger für Krankheiten.

Wie sollen wir uns dagegen wehren? Was rät, was empfiehlt man uns? Versucht man, unsere natürlichen Abwehrkräfte zu stärken? Was wird unternommen, um uns dieses höchste Gut, die Gesundheit, zu erhalten? Außer immunisierenden Impfstoffen existieren praktisch keine vorbeugenden Heilmittel. Die des guten alten Hausarztes sind aus der Mode gekommen. Man praktiziert heute nur noch Notfallmedizin. Gewiß, wenn der Feind eine Stadt erobert, soll man jedes Mittel einsetzen, um ihn wieder zu vertreiben. Doch wenn er sich zurückzieht, bleiben die Spuren seines Zerstörungswerkes und öffnen eine Bresche, durch die ein neuer Angriff vorgetragen werden kann.

Nicht anders ist es mit unserm Körper. Die Kräfte der Zerstörung, die wir ihm jeden Tag mit den Speisen zuführen, öffnen der Krankheit Tür und Tor.

Wer könnte die Gefahr übersehen? Die ganze Welt ist sich ihrer bewußt. Regierungen, Wissenschaftler, Ökologen, Futurologen suchen nach Möglichkeiten, die Menschen zu ernähren, ohne die Nahrung zu entwerten, ihnen ein Leben in einer gesunden Umwelt zu sichern. Doch es sieht nicht so aus, als wäre in naher Zunkunft eine weltweite Lösung zu finden. Der Düngerwettlauf um gesteigerte Erträge dauert an. Doch für den einzelnen gibt es einen Weg, und jeder kann ihn beschreiten. Er wurde vor mehr als dreißig Jahren von Dr. Max Bircher-Benner gewiesen, der allerdings damals noch keine Vorstellung vom heutigen Ausmaß der Umweltverschmutzung haben konnte.

Wer hätte sich auch zu jener Zeit ausmalen können, daß man in unseren Tagen Nüsse dadurch länger haltbar machen würde, daß man sie in einer Gaskammer von Parasiten befreit und sie in einem Bad mit Chlor- und Detergentienzusatz bleicht, um sie appetitlicher erscheinen zu lassen — und all das nur, um den Nußhandel gewinnbringender zu machen? Max Bircher-Benner wußte zwar um die Unbekümmertheit der Menschen, aber daß sie so selbstzerstörerisch, so wahnwitzig sein würden, ihre eigenen Nachkommen in Gefahr zu bringen, das konnte er nicht ahnen. Die Zahl der gestörten, behinderten und anormalen Kinder nimmt in erschreckender Weise zu, ohne daß man weltweit die genauen Gründe dafür kennen würde.

Als leidenschaftlicher Forscher erfreute sich dieser verantwortungsbewußte Arzt zu seiner Zeit eines Ansehens, das weit über Zürich und die Schweiz hinausging und bis nach Amerika reichte. Er entdeckte und entwickelte eine Vorsorge- und Heildiätetik, die heute von um so größerer Aktualität ist, als sie ein ausgezeichnetes Abwehr- und Behandlungsmittel gegen die gefährlichen Nebenwirkungen gewisser Chemikalien darstellt, die sich in den Nahrungsmitteln befinden können.

Abgesehen von den selbständig auftretenden Krankheiten war schon zu seiner Zeit die Ernährung — sei es übermäßige oder ungenügende — für die meisten Leiden verantwortlich.

Schon als junger Arzt erkannte Dr. Bircher-Benner, daß man die Belastungen aller Art, denen der Organismus ausgesetzt ist, nur mit einer robusten Gesundheit verkraften kann. Von da an galt seine mannigfaltige fünfzigjährige Forschungsarbeit diesem Ziel, ebenso auch klinischen Versuchen, die er in dem von ihm am Zürichberg gegründeten Sanatorium durchführte.

Die Natur, auf die er seine Therapie gründet, lieferte ihm dazu alle Elemente: Luft, Wasser, Sonne, Gemüse, Früchte, Getreide, Milchprodukte usw. Ihnen verdankte er seine bemerkenswertesten Heilerfolge.

Wer seinen Ernährungsgrundsätzen nachlebt, lernt dadurch, vorsorgend und heilend gegen verschiedene Krankheiten wie Herzinfarkt, gewisse Krebsformen und vor allem solche des gastrointestinalen Traktes anzugehen.

Der Wissenschaftler Auguste Lumière[1] veröffentlichte vor einigen Jahren, kurz vor seinem Tode, die Ergebnisse seiner Arbeiten über den Krebs in einem Buch, das den vielsagenden Titel trägt «Le cancer, maladie des cicatrices» (Krebs, die Krankheit der Narben). Darin wird beschrieben, welch unheilvolle und gefährliche Auswirkungen die chemische Denaturierung der Nahrungsmittel auf die Schleimhäute des Magens und der gesamten Därme haben kann: Geschwüre können die Folge sein. Die vernarbten Gewebe stellen dann einen Nährboden für die Bildung und Ausbreitung karzinogener Zellen dar. Man versteht nun, weshalb Dr. Bircher-Benner den Mißbrauch, ja auch nur die Verwendung aller Anregungs- und Reizmittel ablehnte.

Noch nie waren seine Lebensgrundsätze aktueller als heute. Man darf dabei natürlich die diätetischen Vorschriften nicht von den andern Komponenten einer Kur, wie Hydrotherapie, Sonne und Luft, trennen und noch viel weniger von den philosophischen Zusammenhängen, da Bircher-Benners Methode nicht nur eine neue Ernährungsart lehren will, sondern eine neue Lebensform.

Es fällt nicht schwer, die Lebensregeln, die Ernährungslehre und die Grundsätze der Bircher-Bennerschen Gesundheitslehre zu befolgen, und ihr Anwendungsprinzip ist so elastisch, daß man ihnen auf Reisen wie zu Hause gleichermaßen nachleben kann. Sie umfassen zwei Gebiete: Vorsorge und Heilung. Wer seine Lebensgewohnheiten nicht vollständig umkrempeln möchte, kann sich zur Vorbeugung der Entgiftungskur bedienen (siehe «Entgiftung», Seite 188). Man beginnt mit einer Sofort-

[1]Bruder von Louis Lumière, Erfinder der Kinematografie.

umstellung und wiederholt sie bei jedem Wechsel der Jahreszeiten. In den Intervallen befolgt man so oft wie möglich ein oder zwei Tage lang eine Fastenkur.

Zur Heilung und bei der Behandlung gewisser Krankheiten empfiehlt es sich, eine sofortige Umstellung zur strengsten Form der Bircher-Diät vorzunehmen und nicht etwa einen allmählichen Übergang. Dies hat allerdings unter der Kontrolle eines Arztes zu geschehen, der die Durchführung überwacht. Sonst aber kann man, etwa bei Übergewicht, die Kur leicht allein durchführen. Daß der Kurerfolg um so größer ist, je strikter man sich an die Vorschriften hält, versteht sich von selbst.

Von größter Wichtigkeit ist aber auch die Wahl der Produkte, die zur Ernährung verwendet werden. Deshalb ist hier höchste Wachsamkeit geboten (siehe Kapitel «Richtige Auswahl und Zubereitung von Gemüsen und Früchten», Seite 133).

Die Bircher-Bennersche Diätetik bietet uns hervorragenden Schutz gegen Krankheiten. Sie berechtigt zugleich zu der Hoffnung, daß wir unser Leben voll auskosten können und von den Krankheiten verschont bleiben, die man gemeinhin dem Alter zuschreibt.

2
Wer war
Doktor Bircher-Benner?

Ein Januarmorgen des Jahres 1900. In der Zürcher Ärzte-Gesellschaft erhebt sich der Präsident von seinem Sitz. Erwartungsvoll wenden sich ihm die Köpfe seiner Kollegen zu. Er soll das Verdikt verkünden über meinen Vater, den jungen Arzt Max Bircher-Benner, der zuvor eine Stunde lang über die Geheimnisse der Ernährung gesprochen hat.

«Herr Bircher ist aus dem Kreis der Wissenschaftler ausgebrochen!»

Das ist mehr als ein Schuldspruch. Es ist geradezu eine Exkommunikation, gleichbedeutend mit dem Verbot, seine Versuche unter medizinischer Kontrolle im Rahmen der Universität fortzusetzen, wie er es vorgeschlagen hatte, und an künftigen medizinischen Kongressen oder Forschungsaufgaben teilzunehmen. Diese Verurteilung, gegen die es keine Einsprache gibt, macht aus dem Dreiunddreißigjährigen einen Paria.

Und schon kehrt man ihm den Rücken. Während er das Manuskript seines Vortrages eilends in seine Mappe stopft, erheben sich rings um ihn gehässige Stimmen: «Er will den Außenseiter spielen!» «Er entehrt die Medizin, er macht sie lächerlich.» «Seine Theorien sind absurd, gefährlich.» Einige bezeichnen ihn als bösartig, verrückt, übergeschnappt. Max Bircher sieht sich allein. Alle wenden sich mit frömmlerischer Miene von ihm ab.

Während seine Kollegen ihre Kutschen herbeiwinken, macht sich der junge Arzt zu Fuß, wie er gekommen ist, auf den Weg zum Zürichberg, wo er am Rande des großen Dolderwaldes wohnt.

Wer ist Doktor Bircher-Benner?

Ein Pionier der Ernährungswissenschaft (heute Diätetik genannt) und seiner Zeit um hundert Jahre voraus. Es galt dem Wissen jener Zeit entsprechend als erwiesen, daß nur Fleisch Kraft verleihe. Für Dr. Bircher hingegen war der Genuß von Früchten und Rohgemüse von lebenswichtiger Bedeutung.

Bis zu jenem Tage hatte der junge Arzt wenig von sich reden gemacht. Von seriösem und gepflegten Äußerem, mit Zwicker und gestutztem Bart, erweckte er durch seine gediegene Loyalität Vertrauen. Kollegen, die gelegentlich mit ihm gesprochen hatten, lächelten nachsichtig über seine Vorstellungen von Ernährung und Rohkost, von «Lebendiger Kraft», «Wurzeln der Krankheit» und ähnlichem mehr. Sie meinten: «Er ist noch jung. Wenn er erst unser Wissen und unsere Erfahrung hat, wird er anders denken. Er ist nicht der erste, dem es so ergeht.» Sie wußten wohl, daß er ein bescheidenes Haus am Hang des Zürichberges in eine Art Privatklinik umgewandelt und dort ein Dutzend Patienten untergebracht hatte. Doch hielten sie dies mehr für einen Beweis seiner Geschäftstüchtigkeit als seines medizinischen Ehrgeizes. Und das war für sie beruhigend.

Und nun kam dieser so friedfertig scheinende und gleich ihnen dezent gekleidete Mensch daher und gebärdete sich als Revolutionär, als eine Art medizinischer Häretiker, als Exponent gefährlicher subversiver Theorien! Tatsächlich propagierte er ja neben seiner Ernährungslehre noch, daß die Ursache der Krankheit auch — und oft überwiegend — im geistigen und seelischen Bereich liegen könne und daß man sich um des Patienten seelische Verfassung kümmern müsse, bevor man die Diagnose stelle, um beides zusammen behandeln zu können. Und daß die Arzt-Patient-Beziehung vollständig neu überdacht werden müsse.

Heute gibt es dafür einen Namen: psychosomatische Medizin. Doch damals, 1900, kannte man das Wort noch nicht, und man tappte im dunkeln.

Auf welchem Weg war der junge Arzt zu diesen Erkenntnissen gelangt? Eigenartigerweise zugleich aufgrund von Erfahrungen und Experimenten. Gewisse umwälzende Ereignisse in seinem Leben zwangen ihn nachzudenken, sich Fragen zu stellen. Sie weckten seine Neugier und regten seinen erfinderischen Geist an. Hatte er nicht bereits als Siebzehnjähriger schon einen Dampfmotor konstruiert?

Die Umstände seiner Geburt im Jahre 1867 waren Anlaß zu einer seiner frühesten Entdeckungen, vielleicht der wichtigsten überhaupt. Sie wurde richtungsweisend für alle seine Forschungen, die dem Phänomen der «Lebendigen Kraft» nachspürten.

Höch zum Himmel empor lodern in der kleinen Schweizer Stadt Aarau die Flammen einer gewaltigen Feuersbrunst, die man auch vom Hause des Notars Bircher aus beobachten kann. Frau Bircher vermag ihren Blick nicht von dem schrecklichen Schauspiel loszureißen. Sie sorgt sich um ihren zehn Monate alten Sohn und fast noch mehr um das ungeborene Kind, das in zwei Monaten zur Welt kommen soll. Das Dienstmädchen versucht sie zu beruhigen:

«Sie brauchen keine Angst zu haben, Frau Bircher, es ist die Fabrik, die brennt, und sie ist weit von hier entfernt.»

«Sie haben recht, doch ein Feuer verbreitet sich so rasend schnell . . .»

«Die Feuerwehr bekämpft den Brand.»

Plötzlich wird das Haus von einer heftigen Explosion erschüttert. Fensterscheiben klirren. Entsetzt schreit Frau Bircher auf, und ein paar Stunden später ertönt — fast wie ein Echo — nochmals ein Schrei: Mein Vater hat seinen ersten Kontakt mit der Außenwelt aufgenommen, und welchen Kontakt! Zum Glück weiß er nichts von den wenig hoffnungsvollen Prognosen, die seine Ankunft begleiten.

Voller Mitleid betrachtet die Hebamme das winzige, blasse, zu früh zur Welt gekommene Neugeborene: «Es wird schwer sein, ihn am Leben zu erhalten!» Der eilends herbeigerufene Hausarzt ist höchst besorgt: Das schwache Herz läßt die Lebenschancen des Kindes recht problematisch erscheinen, möglicherweise wird es aus ihm einen Chronischkranken machen.

Doch der Junge überlebt. Von äußerst zarter Konstitution, entwickelt er sich zu einem eher ruhigen und etwas nachdenklichen Kind. Man ist gerührt über seine Frühreife — ein Merkmal aller kränklichen Kinder.

Wenn Frau Bircher den Kleinen Hand in Hand mit seinem um zehn Monate älteren Bruder sieht, der von Kraft strotzt und dessen rote Wangen Gesundheit ausstrahlen, wird ihr das Herz schwer vor Sorge um dieses magere Kerlchen, das angestrengt, mit gerunzelter Stirn, mit seinem Bruder Schritt zu halten versucht, koste es, was es wolle. Manchmal völlig außer Atem, läßt er doch niemals des Bruders Hand los.

«Welch eisernen Willen er hat», denkt die Mutter.

Gewiß, den hat er. Doch das ist es nicht, was er in seinem Innern aufwallen spürt. Es handelt sich dabei vielmehr um diese «Lebenskraft», die Urquelle der Vitalität, der Gesundheit, die eines der Fundamente seiner Theorie, das Sprungbrett seiner Versuche und seiner Entdeckungen sein wird.

Sicherlich ist sich der Junge nicht erst im Vernunft-alter bewußt geworden, wie verschieden er von seinem Bruder ist. Dieser läuft wie ein Wiesel, vermag hochauf zu springen, auf Bäume zu klettern und hebt mit Leichtigkeit Dinge vom Boden empor, die Max zentner-schwer erscheinen. Ermahnungen verfolgen ihn: «Nein, Max, das ist zu anstrengend für dich, du kannst es deinem Bruder nicht gleichtun! Ruh dich ein wenig aus, sei vorsichtig!»

Alles in ihm sträubt sich gegen diese körperliche Minderwertigkeit. Betrachtet er sich im Spiegel, so konstatiert er, daß er sich, abgesehen von seinem blassen und kränklichen Aussehen, in keiner Weise von seinem älteren Bruder unterscheidet: er besitzt zwei Arme, zwei Beine und einen Körper genau wie sein Bruder. Seine kindliche Logik folgert, daß er von diesen auch dieselben Leistungen verlangen kann. Warum sollte er nicht ebenso behende laufen und klettern wie jener?

Den Blicken der andern entzogen, klammert er sich manchmal mit aller Kraft an den Stein, mit dem sich sein Bruder soeben vergnügt hat. Er wird ganz blaß, stemmt die Füße gegen den Boden, aber der Stein rührt sich nicht. Er läuft, bis er ganz außer Atem ist und sein Herz wie rasend gegen die Rippen hämmert. Er fühlt sich zum Umfallen erschöpft und ist doch nur wenige Meter gelaufen. Dann setzt er sich hin und beginnt über das nachzudenken, was ihm fehlt: Kraft.

Etwa zehn Jahre später ist die Mutter höchst verwundert, wenn ihr Sohn als Kadettenhauptmann seine «Soldaten» in Märschen und Manövern anführt, wenn er jeweils am Sonntagabend von anstrengenden Berg- und Klettertouren, während der Woche spätabends von Musikveranstaltungen heimkehrt, wo er die Trommel schlägt und Klavierstunden erteilt. Max absolviert mit Erfolg das Gymnasium von Aarau, damals eines der besten der Schweiz, ist Präsident einer Studentenverbindung und nimmt Russischstunden. Für seine Familienangehörigen, die so lange Zeit um sein Leben bangten und sich die Ursachen dieser glücklichen Wende nicht erklären können, grenzt dies an ein Wunder.

Für den Jüngling hingegen bedeutet dies einen Sieg, den ersten, den er über das Kranksein errungen hat. Denn ein Körper, der keine Strapazen erträgt, von dem man nichts verlangen kann, ist krank.

Wie hat er diesen Sieg erkämpft? In einem Alter, in dem andere Kinder spielen und wie junge Tiere herumtollen, ganz ihren Impulsen folgend, hat Max Bircher nachgedacht und einen Plan ausgeheckt. Mit Mut und Ausdauer wandte er nach und nach alle ihm zur Verfügung stehenden Disziplinen an: Gymnastik, Wandern, Bergtouren bei jedem Wetter, Bäder in eiskaltem Wasser, Schwimmen im Fluß. Intuitiv nutzte er die Kräfte, die die Natur ihm bot: Luft, Sonne, Wasser. Er wollte seine Gesundheit, er hat sie sich selbst geschmiedet. Sie wird ihm unentbehrlich sein; denn sehr bald schon kommt der Tag, wo er sich nicht mehr um sie kümmern kann, wo er gezwungen sein wird, alle seine Kräfte anzuspannen, um sein Ziel zu erreichen. Diese äußerste Grenze, die er seinen Patienten stets zu überschreiten verbot, er hat sie selbst überschritten, damit jene leben — noch besser leben konnten.

Max Bircher mußte nie den Entschluß fassen, Arzt zu werden, er wurde mit ihm geboren.

Seine Mutter hat ihm wiederholt das Ereignis geschildert, das ihrer Meinung nach für seine Berufung ausschlaggebend war:

«Du warst damals gerade zwei Jahre alt. Ich sehe dich noch vor mir, so zart und zerbrechlich in deinem gestickten Kleidchen. Ich glaube, es war an einem Sonntag, jedenfalls wollten wir gerade ausgehen, als ich so unglücklich stürzte. Du erinnerst dich sicher noch daran. Als du mich am Boden liegen sahst, kamst du mit ernsthafter Miene auf mich zu. Trotz der heftigen Schmerzen hatte ich noch genug Kraft, um dich wegzuschicken. Ich wollte verhindern, daß du all das Blut sehen müßtest, das mein verletztes Bein rot zu färben begann. Im Grunde hätte ich mich eigentlich darüber wundern müssen, daß du weder geweint noch geschrien hast, denn du warst ja noch so klein. In der Aufregung hat man dich dann ganz vergessen. Dein Vater ließ sofort einen Arzt kommen, der die Wunde an Ort und Stelle vernähte. Ich drehte den Kopf zur Seite, weil ich nicht den Mut hatte, hinzuschauen. Doch du hattest ihn. Deinem aufmerksamen Blick entging keine Bewegung des Arztes. Seltsam, deine ernste und höchst interessierte Miene ohne jegliche Spur von Angst flößte mir Vertrauen ein. Da mein kleiner und so zarter Sohn sich so tapfer zeigte, mußte auch ich Mut beweisen. Als alles vorüber war, hast du nachdenklich deinen kleinen Finger auf meinen Verband gelegt und mich dabei angesehen. Vielleicht hätte ich all dies später wieder vergessen, wenn ich dich nicht immer wieder dabei ertappt hätte, wie du selbst ausgeschnittenen Papiermännchen Arme und Beine ausrissest. Zunächst war ich darüber höchst erschrocken. Solltest du etwa bösartig werden? Keineswegs, sorgfältig hast du sie alle wieder angeklebt. Es war erstaunlich, wie genau du etwa zwei oder drei Jahre später noch die Bewegungen des Arztes nachgeahmt hast: du verbandest die Wunden.»

In dieses Spiel, das ihm den Spitznamen «kleiner Doktor» einbrachte, konnte Max sich stundenlang vertiefen. Im Bemühen, es zu vervollkommnen, änderte er unablässig die Schnitte und die Klebmethoden. In der Familie war man überzeugt, daß es sich bei diesem Spiel nicht um eine rein nachahmende Kleinkinderbeschäftigung handelte, sondern daß Max Bircher-Benner schon damals herauszufinden versuchte, wie man heilen kann. Zarte und kränkliche Kinder sind ganz allgemein besonnener und verfügen über eine bessere Beobachtungsgabe als jene, die sich nach Herzenslust austoben können. Die Auswirkungen des Unfalls seiner Mutter sind für den Jungen entscheidend: sie bestimmen seine Berufung.

Von Kindheit an lebt und lernt Max Bircher, um Doktor der Medizin zu werden. Diese Motivation beseelt all sein Tun und Denken.

Es ist das Leben, das ihm die nötigen Lektionen erteilt. Er braucht nicht nach dem Weg zu fragen, er muß nur die Augen offenhalten, und das tut er. Der durchdringende Blick seiner stahlblauen Augen, dem nichts in Körper und Seele des Patienten entgeht, sollte berühmt werden. Doch hinter den Gläsern seines Zwickers strahlten seine stets wachen Augen auch unendliche Güte aus — die Güte eines Vaters beim Anblick seiner unglücklichen Kinder.

Doch Ende des Sommers 1885 werden die Träume des jungen Max jäh zunichte. Sein Vater, Notar Bircher, stirbt und hinterläßt eine völlig mittellose Witwe mit fünf Kindern. Die Schwestern von Max sind noch klein, und sein Bruder, kaum älter als er, kann ihn seiner Verantwortung nicht entheben. So stellt sich ihm schon sehr bald die Frage, wo er das Geld für die Fortsetzung seiner Studien hernehmen soll.

Die quälenden Sorgen rauben ihm den Schlaf. Diese höchst unangenehme Erfahrung der körperlichen Rückwirkung auf seelische Einflüsse sollte in den späteren Theorien Dr. Birchers ihren Niederschlag finden. Der Zusammenhang zwischen Körper und Geist stellt darin ein wichtiges Element dar. Er erlebt am eigenen Leibe, daß Geldsorgen aus ihm einen Menschen machen, der an Schlaflosigkeit leidet, also krank ist. Er kommt zwar nicht sofort zu dieser klaren Schlußfolgerung, doch sein

Gedächtnis registriert den Sachverhalt, um ihn ihm zu gegebener Zeit, entsprechend programmiert, wieder in Erinnerung zu bringen. Zunächst einmal zwingt ihn nun seine Schlaflosigkeit, nach Heilmitteln zu suchen.

Zuerst will er diesen Zustand nicht akzeptieren, er versucht ihn zu ignorieren, er redet sich ein, daß es sicher nur eine vorübergehende Erscheinung sei. Abends arbeitet und liest er so lange, bis er völlig erschöpft ist. Dann erst legt er sich zu Bett. Doch es hilft nichts, die ganze Nacht wälzt er sich in seinem Bett schlaflos hin und her. Am Morgen ist er geistig zermürbt und physisch wie gerädert. Doch er gibt nicht auf, er will es einfach erzwingen. Hat er es denn nicht fertiggebracht, sich eine eiserne Gesundheit zu schmieden? Doch seine Willensanstrengungen bewirken gerade das Gegenteil: Bis zum Zerreißen gespannt, halten ihn seine Nerven bis zum Morgengrauen wach. Er muß die Lehre, daß auch sein Wille Schiffbruch erleiden kann, teuer bezahlen. Nach einigen Tagen gibt er klein bei und konsultiert den Hausarzt.

«Das ist nichts Schlimmes, nur Überarbeitung. Ich werde dir ein gutes Schlafmittel verschreiben.»

Nach zwei Tagen kommt mein Vater wieder zum Arzt:

«Die Mittel haben überhaupt keine Wirkung. Und ich muß unter allen Umständen meinen Schlaf wiederfinden, um mein Studium bewältigen und meiner Mutter helfen zu können.»

«So probiere einmal diese Arznei aus. Ein Löffel davon versetzt einen Ochsen in Schlaf.»

Einen Ochsen wohl, aber nicht Max Bircher. Umsonst versucht er es mit allen möglichen Schlafmitteln. Der Arzt ist mit seinem Latein am Ende und rät ihm:

«Geh heute abend einmal in eine Kneipe und gieße hintereinander acht Glas Bier hinunter. Das wird dich umhauen, und du wirst schlafen wie ein Sack.»

Ohne große Begeisterung, aber gewissenhaft und methodisch befolgt der junge Mann das seltsame Rezept und verbringt danach eine völlig schlaflose, entsetzliche Nacht. Selbst das allmorgendliche Einnicken, das ihm bis dahin tagsüber noch einigermaßen über die Runden half, bleibt ihm versagt. In der Überzeugung, nun alles Menschenmögliche versucht zu haben, gibt er sich resigniert mit ein paar wenigen Stunden Schlaf pro Nacht zufrieden. Der menschliche Wille vermag nicht alles — eine bittere Erfahrung.

Eines Tages verpatzt er in der Reitstunde eine Übung. Der Reitlehrer, ein Major, schaut ihn betroffen an:

«Ich erkenne Sie nicht wieder, Bircher. Sie sehen miserabel aus, Ihre Knie zittern, und Ihre Hände sind unsicher. Was machen Sie denn mit Ihren Nächten?»

«Seit Wochen kann ich kein Auge mehr zutun. Ich bin völlig erschöpft.»

Der Major stellt ihm noch einige Fragen, dann meint er:

«Kommen Sie heute abend zu mir. Ich werde Ihnen ein bewährtes Mittel sagen.»

Noch eines. Warum nicht? Doch diese Arznei ist ziemlich ungewöhnlich:

«Probieren Sie es einmal mit feuchten Prießnitzwikkeln. Ich habe sie selbst mit gutem Erfolg angewandt. Die kalte Feuchtigkeit verwandelt sich bei Körperkontakt in warme Feuchtigkeit, die die Nerven wohlig entspannt und den Schlaf begünstigt.»

Bircher hört bei dieser Gelegenheit zum erstenmal den Namen Prießnitz. Das Rezept scheint recht ungewöhnlich, doch reizt ihn dessen Natürlichkeit. Zur Schlafenszeit begibt er sich in den Hof, sein Leintuch unter dem Arm. Er taucht es ins eiskalte Wasser des Brunnens, wringt es gut aus und geht zurück auf sein

Zimmer. Dort legt er das feuchte Tuch auf die Wolldecke seines Bettes und wickelt sich sorgfältig darin ein.
Zunächst läßt ihn die kalte Feuchtigkeit erschauern, doch
nach und nach überkommt ihn eine angenehme Müdigkeit, und nach einer Viertelstunde schläft er tief und er-
holsam.

Auf diese wenig erfreuliche Art macht er seine erste
Bekanntschaft mit der Hydrotherapie. Sie wird in seiner
Behandlungsmethode stets eine bedeutende Rolle spie-
len.

Indessen sind aber seine Sorgen nicht kleiner geworden. Nun braucht er sich die Frage nach seiner Zunkunft
gar nicht mehr zu stellen. Wie sollte er Arzt werden,
wenn seine Familie für die Kosten des Studiums nicht
aufkommen kann?

Doch er gibt nicht auf. Freunde unterstützen seine
Mutter, und sein Pate gewährt ihm ein bescheidenes
Darlehen, das für das Studium ausreicht. Max Bircher
läßt sich an der Medizinischen Fakultät der Universität
Zürich immatrikulieren.

Seine ersten Kontakte mit der Biologie und der Phy-
siologie sind für ihn ein Erlebnis. Er studiert die Entdeckungen seiner Zeit, und er geht gründlich zu Werk;
denn er ist davon überzeugt, daß sie ein großes Stück
Wahrheit in sich bergen. Er hofft, mittels dieser Wissenschaften den Geheimnissen des Lebens auf die Spur zu
kommen.

Andererseits ist er von der klinischen Arbeit enttäuscht. Er spricht darüber mit seinen Kommilitonen und
muß zu seiner Überraschung konstatieren, daß sie seine
Meinung nicht teilen.

«Seht ihr denn nicht, wie oberflächlich die medizinische Behandlung ist? Neun Zehntel der Zeit eines praktischen Arztes sind pathologischen Beschreibungen ge-
widmet, während die Diagnosen in Eile und leichthin

gestellt werden. Man gibt sich mit dem Anschein zufrieden. Ich bin davon überzeugt, daß es Fälle gibt, wo die sekundären Symptome die aufschlußreicheren sind. Könnten sie nicht auf eine schwerwiegendere Komplikation als die Krankheit selbst hinweisen?»

«Was meinst du damit? Man kann doch nur das behandeln, was man sieht.»

«Da irrt ihr euch. Es ist nicht die Spitze des Eisberges, auf die es ankommt. Die wahren Ursachen der Krankheit sind vielmehr unter der Oberfläche zu suchen.»

Man neckt ihn:

«Dann tauche, Max. Und falls du Grund findest, komm zurück und schildere uns deine Entdeckungen. Mensch, wir sind doch hier, um zu lernen, wie man das sichtbare Übel heilt und nicht das unsichtbare.»

Mein Vater wird sarkastisch:

«Die Heilung eines Patienten ist geradezu ein Wunder, wenn sie aufgrund von hastig und im letzten Moment erteilten ärztlichen Verordnungen zustande kommt.»

«Du übertreibst — hier im Spital werden mehr Menschenleben gerettet, als daß Patienten sterben. Und nur dieses Ergebnis zählt.»

Max Bircher stellt seinen beklommenen Kameraden ganz eigenartige Fragen:

«Und was wird aus diesen geheilten Patienten, wenn sie nach Hause entlassen werden? Weiß man denn, ob sie nicht Rückfälle haben? Und wenn ja, warum? Man sollte sie weiterhin im Auge behalten können. Was mit dem Patienten nach dem Verlassen unserer Sprechzimmer geschieht, ist wichtig und aufschlußreich.»

«Wenn dies deine Auffassung von Medizin ist, wirst du nie reich werden. Die Kranken im Auge behalten! Du bist ja verrückt, dazu würde ein ganzes Leben nicht ausreichen!»

Doch solche Argumente beeindrucken ihn in keiner Weise. Er ist über die Rolle der Medizin, über die Krankheit ganz anderer Ansicht. Ja, ihn beschäftigt nicht nur die Frage des «Nachhers», sondern auch das «Vorher» einer Erkrankung.

Er möchte nicht nur über die Auswirkungen, sondern über die Ursachen der Krankheit Bescheid wissen. Erstens, warum wird man krank? Zweitens, erlaubt die Vorgeschichte der Erkrankung dem Patienten, wieder gesund zu werden? Wird sie ihn nicht vielmehr daran hindern? Auf welche Art und Weise läßt sich ein Organismus regenerieren?

Diese recht ungewöhnliche Betrachtungsweise wird weder von den in ihrer Routine erstarrten Professoren noch von den Kommilitonen, die dieser Routine zu viel Achtung zollen, ernst genommen. Die Fragen, die sich Max Bircher stellt, interessieren sie nicht. Für sie handelt es sich einzig und allein darum zu lernen, die Krankheiten nicht miteinander zu verwechseln. Er muß doch zugeben, daß man seiner Pflicht als Arzt Genüge getan hat, wenn man die Krankheit des Patienten korrekt diagnostiziert und ein wirksames Rezept dagegen verordnet hat. Niemand wird je mehr von einem Arzt verlangen.

Es gelingt dem jungen Bircher nicht, sich wirklich dem ärztlichen Milieu anzupassen. Er gleicht viel eher dem häßlichen kleinen Entlein in Andersens Märchen.

Eines Abends findet zu Ehren eines scheidenden Anatomieprofessors, eines wackeren Mannes ohne besonderen wissenschaftlichen Ehrgeiz, ein Bankett statt. Beim Dessert ist die Luft voller Zigarrenrauch und Bierdunst. Die Gesichter der Anwesenden sind schweißgebadet und gerötet. Es ist der Zeitpunkt zahlreicher Trinksprüche.

Ein Regierungsvertreter erhebt sich von seinem Sitz, den überschäumenden Bierhumpen in der Hand, und schickt sich an, eine Lobrede auf den Scheidenden zu halten. Er steht im Ruf, geistreich zu sein, und jedermann im Saal ist gespannt auf die Schlußpointe. Und man wird nicht enttäuscht:

«Dieser brillante Wissenschafter, für den der menschliche Körper keinerlei Geheimnis mehr birgt, versteht es, ganz einfach nur Mensch zu sein. Er kann eine ganze Anzahl Gläser Bier trinken, ohne daß sich sein Geist verwirrt, wie das die Wassertrinker immer behaupten» — er wirft einen vielsagenden Blick auf zwei Professoren, die als Abstinenzler bekannt sind. «Im Gegenteil, *in vino veritas*, pflegten schon die alten Römer zu sagen. Was hätten sie erst von unserm Bier gesagt!»

Diese recht alberne Tirade wird mit heftigem Applaus belohnt, an dem sich mein Vater nur zurückhaltend beteiligt. Er empfindet diesen Scherz fast als geschmacklos und eines Akademikerbanketts unwürdig. Ja er schockiert ihn sogar, da er das Recht des einzelnen in Frage stellt: Steht es denn nicht jedermann frei, zu trinken, was ihm beliebt? Und sind die beiden anvisierten Professoren nicht gerade die hellsten Köpfe in dieser erlauchten Versammlung? Sind ihre Vorlesungen nicht die interessantesten? Um so mehr, als ihre Ansichten über die behandelten Themen wenig konventionell sind und oft neue und kühne Perspektiven eröffnen, während die eingebildeten Bier- und Weintrinker Jahr für Jahr die ewig gleichen, auf der herkömmlichen Schulmedizin fußenden Lektionen wiederholen.

Einer der Abstinenzler, August Forel[1], steht auf, um eine Replik zu geben. Er schließt seine improvisierte Rede mit einer Anspielung auf den «paradoxen» Geist

---

[1]Medizinprofessor August Forel (1848—1931) war ein international berühmter Psychiater und Direktor des Burghölzli-Krankenhauses für Geisteskranke. Er hat zudem eine bemerkenswerte Studie über die Ameise veröffentlicht.

des Regierungsvertreters und dessen Sinn für individuelle Freiheit. Ein Glas Wasser in der Hand, bringt er einen Toast auf dessen Gesundheit aus. Dieses kleine Rededuell wäre völlig belanglos, hätte es nicht Max Bircher bewogen, August Forel zu dessen Erwiderung zu beglückwünschen, der sich nun seinerseits veranlaßt sah, dem jungen Mann die Gründe für seine Abstinenz darzulegen.

«Wir Ärzte vermögen besser als irgend jemand die schädlichen Auswirkungen des Alkohols zu ermessen. Tag für Tag löst sich ein beträchtliches Kapital an Kraft und Intelligenz wie Pulver in einem Glas Alkohol auf. Ich mag und schätze Sie genügend, um Ihnen zu raten, auf solch schädliche Gewohnheiten zu verzichten.»

«Ich trinke nur sehr wenig. Ich finde keinen Geschmack daran.»

«Auch sehr wenig ist schon zuviel. Dem ersten Glas, das man den andern zuliebe trinkt, folgen in der Regel weitere nach. In unserem Kampf gegen die Krankheit brauchen wir tüchtige junge Männer wie Sie. Sie müssen mithelfen, die unglaubliche Dummheit der Menschen zu bekämpfen, die sie veranlaßt, sich selbst zu zerstören. Unsere Krankenhäuser sind überfüllt mit größtenteils unheilbaren Kranken, die ohne Alkohol gesund wären.»

Dieser letzte Satz war für meinen Vater von besonderem Interesse. Er bestärkte ihn in seiner Grundthese: *Der Mensch ist ein Gesunder, der Tag für Tag sein Lebenskapital zerstört.*

«Wir können gegen dieses Übel nur wirksam kämpfen, wenn wir mit dem guten Beispiel vorangehen. Tun Sie mir den Gefallen, unserer Vereinigung beizutreten, werden Sie Abstinenzler.»

«Nolens, volens», erzählte mein Vater später, «gab ich ihm mein Wort darauf. Und ich habe es nie bereut.»

Mit diesem Schritt distanzierte sich Max Bircher vollends von den andern. In den Augen seiner Mitstudenten galt er nun als Original, als eine Art Eigenbrötler. Man kann doch nicht Student sein, ohne an großen Trinkgelagen teilzunehmen. Seine Weigerung, dabei mitzumachen, bringt Max Bircher allerhand Ungemach. In der Mensa muß er sich in eine dunkle Ecke setzen. Die Kellnerinnen machen sich offen über ihn lustig und weigern sich, ihm Wasser zu bringen. Seine Freunde grüßen ihn nicht mehr.

Die Schikanen, unter denen er zu leiden hat, lassen ihn hart werden. Er betrachtet seine Isolierung als eine heilsame Lektion: Sie lehrt ihn, den Meinungen anderer nur zweitrangige Bedeutung beizumessen. Diese Ächtung seitens seiner Kommilitonen verhilft ihm — gerade durch ihre Absurdität — zu einer eisernen Lebensregel, von der er nie mehr abgehen wird: sich nur an das zu halten, was man selbst herausfindet oder erfährt, ungeachtet dessen, ob diese Entdeckungen mit der landläufigen Ansicht übereinstimmen oder nicht.

Nach Abschluß seiner Studien erhält er 1891 in Zürich sein Diplom als Doktor der Medizin. Er ist 24 Jahre alt. Diese Nacht verbringt der junge Arzt mit Nachdenken. Es ist für ihn ein überaus ernster Moment in seinem Leben. Ein Arzt darf nicht nur Kenntnisse erwerben, er sollte auch Intuition besitzen, einen sechsten Sinn, um das erfassen zu können, was sich hinter dem klinischen Krankheitsbild verbirgt, das ja nur allzuoft die wahren Ursachen des Übels überdeckt. Er muß über das bereits Bekannte hinaussehen können. Max Bircher fühlt sich zugleich unwissend und selbstsicher. In dieser Nacht wird er — wie alle bedeutenden Persönlichkeiten — angesichts des vor ihm liegenden Weges zum Visionär: Er ist gewiß, daß er der Wahrheit auf die Spur kommen wird und daß sie in der Natur zu suchen ist — der Natur des Menschen und der ihn umgebenden Umwelt. Die eine ist für die andere gemacht. Doch wie man dahin gelangt, der einzuschlagende Weg — das liegt noch im dunkeln.

Nun ist es für ihn höchste Zeit, seine Schulden zurückzuzahlen. Er wird eine Praxis eröffnen müssen, doch ist er sich bewußt, wieviel er noch zu lernen hat. Zunächst gönnt er sich noch einige Monate Zeit, um bei dem berühmten Physiologen Max Rubner weiterzustudieren. Nach seiner Rückkehr ist er weder gewillt noch finanziell in der Lage, in einem vornehmen Stadtviertel der Limmatstadt eine Praxis zu eröffnen, wo er überwiegend die Indispositionen von Schlemmern und die zarten Nerven vornehmer Damen zu kurieren hätte. Er installiert sich in einem übervölkerten Außenbezirk Zürichs. Seine Patienten stammen vorwiegend aus Arbeiterkreisen. Diese größtenteils in den umliegenden Werkstätten und Fabriken beschäftigten Männer und Frauen, teils Schweizer, teils Italiener, suchen erst im Notfall den Arzt auf. Tagtäglich muß er die schädlichen Auswirkungen einer in jeder Hinsicht mangelhaften Ernährung — zu kärglicher und unausgewogener Mahlzeiten — konstatieren, einer Kost, die in keinem Verhältnis steht zu dem durch die manuelle Arbeit geforderten Kraftaufwand. Hier wird nur selten jemand durch Prassen krank, hier ißt man meist schlecht und viel zuwenig. Aus dem Gleichgewicht gebracht oder geschwächt, gebricht es dem Organismus an natürlichen Abwehrkräften.

Eines Abends wartet vor seiner Sprechzimmertür eine Frau in Halstuch und Küchenschürze, wie Emile Zola sie so treffend schildert. An ihrem Rockzipfel klammert sich ein schmächtiges Kind mit viel zu großen Augen und fahler, durchsichtiger Haut. Mein Vater mustert die beiden. Das blasse Gesicht der Mutter, die farblose Bindehaut sagen ihm alles. Er bittet die Frau herein.

Sie sinkt erschöpft auf einen Stuhl. Geduldig hört sich mein Vater ihre Klagen an. Wie eine Litanei wiederholt sie immer wieder: «Ich bin müde, ich kann nicht mehr...»

Sie hat fünf Kinder, ihr Mann arbeitet nachts, sie bei Tag. Doktor Bircher braucht sie nicht zu untersuchen, er weiß auch so, was ihr fehlt. Er entnimmt seiner groben schwarzen Geldbörse ein Goldstück und überreicht es ihr mit den Worten:

«Hier, nehmen Sie das! Sie und Ihre Kinder haben nicht genug zu beißen — das ist es, was Ihnen fehlt. Sie müssen keine Medikamente kaufen, sondern ein gutes Stück Fleisch.»

Nachdem sich die Tür hinter der Frau und ihren Dankesbezeigungen — die er überhört — geschlossen hat, überlegt er: Fleisch ist teuer und daher nicht für jedermann erschwinglich. Gibt es wirklich nichts anderes, das genügend Kraft spendet und ein gesundheitliches Gleichgewicht gewährleistet?

In der Praxis wird er tagtäglich mit dem menschlichen Elend konfrontiert. Ein Elend, das — so scheint es ihm — nicht nur physischer Art ist, aber unausweichlich dazu wird. Was hat den Vierzigjährigen veranlaßt, sich so zu betrinken, daß er den Verstand verliert und den eintretenden Arzt mit einem Beil bedroht? Um den Rasenden zu entwaffnen, verfügt Max Bircher nur über Worte. Er findet die richtigen, er redet mit dem Mann nicht vom Piedestal des Arztes herab, sondern von Mensch zu Mensch. Die Geschichte ist banal: Der Mann wurde von seiner Frau verlassen, und er hat getrunken, um seine Verzweiflung zu vergessen. Der Alkohol hat einen Kranken aus ihm gemacht. Wenn man seine Verzweiflung behandeln könnte... Mein Vater zuckt die Achseln, seine Gedanken führen ihn zu weit. Doch die Vorstellung läßt ihn nie ganz los, verdichtet sich später zur Gewißheit: Der Geist, die kranke Seele beeinflußt auch den Körper. Nur selten greift die Krankheit zuerst den Körper an. Ohne die Gebrechen der Eltern kämen die meisten Kinder gesund zur Welt. Die Kette der Vererbung mit ihren sich unaufhörlich erneuernden Gliedern wiegt schwer. Sie läßt die Menschen erkranken. Für Max Bircher sind das noch keine Gewißheiten, nur Gedankengänge, denen er sich gerne hingibt. Er ist bereit, seinen Ideen zu vertrauen.

Doch es erfordert vier Jahre Praxis und das Überwinden einer eigenen schweren Erkrankung, bis das, was der junge Arzt in der vitalen Kraft der Nahrung zu erkennen glaubt, konkrete Formen annimmt und die ersten Prämissen seiner Rohkosttherapie sich abzuzeichnen beginnen.

Sein Ruf in der Vorstadt ist so groß geworden, daß an gewissen Tagen die Patienten vor seiner Türe Schlange stehen. In diese Zeit fällt auch, trotz der spärlichen Freizeit, die ihm nebst seinen Patientenbesuchen, Konsultationen und Studien verbleibt, seine Bekanntschaft mit einer jungen Elsässerin, der Tochter eines Apothekers aus Mülhausen: Elisabeth Benner, in die er sich unsterblich und kompromißlos — wie er alles zu tun pflegt — verliebt. Er heiratet sie im Jahre 1893. Nach echt deutschschweizerischem Brauch fügt er den Familiennamen seiner Frau dem seinen bei. Von da ab nennt er sich Max Bircher-Benner.

Diese lebhafte, intelligente und mutige Frau schenkt ihm im Laufe von zehn Jahren sieben Kinder: vier Knaben und drei Mädchen.

Meine Eltern sind gerade zwei Jahre verheiratet, als mein Vater an Gelbsucht erkrankt, die ihn zu absoluter Bettruhe zwingt. Todunglücklich muß sich Dr. Bircher in sein Schicksal ergeben. Seine Krankenkost, ausschließlich Milchspeisen, ekelt ihn an. Er will lieber ganz aufs Essen verzichten. Meine Mutter macht sich Sorgen: Kann man am Leben bleiben, wenn man tagelang keine Nahrung zu sich nimmt?

Eines Nachmittags ist sie im Begriff, Äpfel für Kompott zu schälen. Plötzlich hält sie inne, mustert den dünnen Apfelschnitz, den sie in der Hand hält, und überlegt: «Und wenn ich meinen Mann dazu bringen könnte, wenigstens dieses feine Obstschnittchen zu essen?» Auf den Zehenspitzen begibt sie sich in Birchers Krankenzimmer und schiebt ihm vorsichtig das Apfelstückchen in den Mund. Das Schnittchen, das er langsam und vorsichtig kaut, schmeckt dem Kranken, und es bekommt ihm auch gut. So füttert Elisabeth in den darauffolgenden Tagen ihren Mann mit Apfelstückchen. Obschon ihm sonst nichts entgeht, was irgendwie mit Ernährung zusammenhängt, mißt Dr. Bircher nach seiner Genesung dem Vorfall keine weitere Bedeutung bei, sondern schreibt ihn der zufälligen Laune eines Patienten zu. Zweifellos wäre er seiner Aufmerksamkeit kaum entgangen, wenn es sich nicht um seine eigene Person gehandelt hätte.

Genau einen Monat später bespricht er anläßlich eines von ihm regelmäßig erteilten Samariterkurses mit dem Präsidenten der Organisation, der ebenfalls Arzt ist, den Fall einer Patientin, der ihm sehr zu schaffen macht.

«Ich weiß mir keinen Rat mehr. Die Patientin hat nach und nach die Fähigkeit eingebüßt, irgendwelche Nahrung zu verdauen, wie fein und leichtbekömmlich sie auch sein mag. Stellen Sie sich vor: Die am Vorabend verabreichte, sorgfältig zerkleinerte, in Form von Suppe zubereitete Nahrung weist, am folgenden Morgen mittels Magensonde wieder heraufgeholt, nicht das kleinste Anzeichen einer beginnenden Verdauung, keine Spur von Magensaft auf. Das Mädchen wird mir in den nächsten Tagen an Entkräftung sterben. Was soll ich tun? Mir scheint, ich habe alles versucht.»

Der Kollege überlegt eine Zeitlang, dann meint er:

«Wer kann sich schon rühmen, alles versucht zu haben? Ich erinnere mich, in einer medizinischen Abhandlung ein sonderbares Rezept des Pythagoras gelesen zu haben, das Verdauungsbeschwerden beheben soll: ein Mus aus frischen Früchten, dem etwas Honig und Ziegenmilch beigemengt werden. Glaubt man dem Autor, soll es Wunder wirken. Warum probieren Sie es nicht einmal aus?»

«Überlegen Sie sich doch, Rohkost in einen Magen, der nicht arbeitet!»

«Was riskieren Sie schon, wenn er ohnehin nichts verdaut? Was könnte sich denn da ändern? Der Zustand kann sich keinesfalls verschlimmern.»

Mein Vater sinnt die halbe Nacht über den erstaunlichen Vorschlag seines Kollegen nach. Rohkost — das widerspricht allem, was man ihn gelehrt hat: rohe Nahrung, durch Kochen nicht verwandelt, ist schwer verdaulich. Und Pythagoras kann nicht gerade als medizinische Kapazität bezeichnet werden. Und die rohen Apfelschnittchen, die er selbst gegessen hat? Nein, er muß dies alles vergessen.

Trotzdem spricht er am folgenden Tag mit der Patientin darüber.

«Ich will es versuchen», meint sie.

Das frische Fruchtmus ist seit langem die erste Nahrung, die sie mit Appetit zu sich nimmt. Sie findet den Geschmack angenehm und erfrischend. Der Magen zeigt keinerlei Übelkeitssymptome. Im Gegenteil, die Untersuchung am folgenden Morgen beweist, daß die Nahrung verdaut wurde.

Seit Wochen ist dies nicht mehr vorgekommen. Zu jener Zeit kannte man den Begriff «Enzyme» noch nicht. Man wußte noch nicht, daß Rohkost sich dank verschiedener «Enzyme» selbst verdauen kann und dazu der

Hilfe der Magensäfte nicht bedarf. Nach und nach erhöht Dr. Bircher die Portionen der zu Mus verarbeiteten Früchte, denen er bald auch Rohgemüse beifügt, und die Patientin erhält diese Verpflegung, bis ihr Verdauungsapparat wieder völlig in Ordnung ist. Erst von diesem Moment an bereichert er die Kost auch mit andern Nahrungsmitteln. Wieder geheilt, geizt das Mädchen nicht mit Lob und Anerkennung für den, den es seinen Retter nennt. Es ist vielleicht nicht uninteressant zu erwähnen, daß besagte Patientin 75 Jahre alt geworden ist, ohne je wieder unter Verdauungsbeschwerden zu leiden.

Für den jungen Arzt stellt sich die Frage, ob diese Heilung ein Zufall war, der im Bereich der wissenschaftlich fundierten Heilkunde keinen Platz hat. Was nun? Er besinnt sich auf die Erfahrungen, die er während seiner Gelbsucht am eigenen Leibe gemacht hat. Der Sachverhalt ist derselbe, und auch das Ergebnis ist identisch. Wäre es möglich, daß in der Rohkost Heilfaktoren vorhanden sind, die durch den Kochvorgang zerstört werden? Doch welche Faktoren? Das widerspräche allen bisher bekannten und anerkannten Auffassungen, die besagen, daß die durch das Kochen bewirkten chemischen Umwandlungen die Nahrung leichter verdaulich machen. Solche Gedanken beginnen Max Bircher zu verwirren. Es ist einfach unvorstellbar, daß Ärzte und Wissenschaftler so lange Zeit in einem Irrtum befangen waren, daß alle den gleichen Fehler begingen. Unmöglich, daß ihm, einem jungen Arzt von 28 Jahren, eine solche Entdeckung gelungen sein sollte. Sicher haben vor ihm schon andere darüber berichtet. Aber wer? An wen soll er sich wenden? Die Fragen überstürzen sich, ihm schwindelt der Kopf. Kurzentschlossen verläßt er das Haus und geht im Zürichbergwald spazieren.

Das Gehen entspannt ihn, allmählich ordnen sich seine Gedanken, und er wird sich darüber klar, wie er vorgehen muß. Zwei Erfahrungen, so überzeugend sie auch scheinen, vermögen keine Gewißheit zu geben. Er muß sich zunächst einmal ein praxisnahes Dossier anlegen. Dann erst lassen sich seine Beobachtungen mit denjenigen anderer Wissenschaftler vergleichen, dann erst kann man Ursachen und Zusammenhänge ergründen und versuchen, sie methodisch und wissenschaftlich zu analysieren.

Sein erstes «Versuchskaninchen» ist zunächst einmal er selbst, dann die Familienangehörigen — seine Frau und schließlich die Kinder. Nachdem erste eindeutige Befunde vorliegen, zieht er auch seine Patienten ins Vertrauen und ersucht sie um ihre Mitarbeit. Er verschweigt ihnen dabei nicht, daß es sich um experimentelle Versuche handelt. Sein Dossier wird immer umfangreicher. Die Entdeckung erweist sich als unwiderlegbar: Rohkost besitzt einzigartige therapeutische Eigenschaften.

Krankheiten des Verdauungstrakts, bei denen herkömmliche Heilverfahren versagen, können mittels Rohkost behandelt und kuriert werden. Max Bircher wird sie schon bald als «lebensfrische Nahrung» bezeichnen.

Das ist eine Revolution, die er aber nicht allein bewältigen kann. Er muß seine Befunde konsolidieren, er muß Männer finden, die ebenfalls diesen Weg eingeschlagen haben und vielleicht schon weiter darauf vorgestoßen sind als er. Am Abend studiert er bis in die Nacht hinein Werke über Ernährung, Chemie, Physik, stöbert in den Bibliotheken, alles ohne Erfolg. Doch er muß seine experimentellen Resultate wissenschaftlich untermauern, er kann sich unmöglich mit Hypothesen zufriedengeben.

Er trifft eine gewichtige Entscheidung. Er schließt seine Praxis, vertraut Frau und Kinder seinen Schwiegereltern an, die er in seine Pläne einweiht, und reist 1897 nach Wien. Dort ist sehr viel von einem gewissen Sigmund Freud, Privatdozent an der Wiener Universität, die Rede. Seine Forschungen scheinen sich allerdings von denjenigen des jungen Dr. Bircher grundlegend zu unterscheiden, aber Max Bircher-Benner betrachtet die Medizin als ein Ganzes. So bewunderungswürdig die Heilwirkungen der Rohkost auch sein mögen, sie ist kein Allheilmittel, sondern nur Teil einer Einheit. Ein Patient ist ein komplexes Wesen, bei dem man den Hebel an allen Schwerpunkten gleichzeitig ansetzen muß, wenn der Kampf gegen die Krankheit Erfolg haben soll. Für meinen Vater bedeuten die Arbeiten Sigmund Freuds einen völlig neuen Weg zum Phänomen Krankheit, und zwar nicht nur den Krankheiten des Geistes, des Gehirns, der Nerven, sondern aller Leiden, denn bei allen spielt die Psyche eine ausschlaggebende Rolle. So folgert Max Bircher-Benner. Was uns heute völlig einleuchtend erscheint — das Konzept der psychosomatischen Krankheiten —, galt noch vor hundert Jahren als Ketzerei, als Blasphemie.

Nachdem er Freuds Vorlesungen besucht hat, bietet sich Dr. Bircher auch Gelegenheit, mit Freud einige Gespräche unter vier Augen zu führen, die seine Auffassung von der Psyche des Kranken entscheidend prägen. Bei Professor Winternitz lernt er die Geheimnisse der Hydrotherapie kennen. Bei Lahmann in Dresden und bei Rubner in Berlin — beide namhafte Physiologen und Diätetiker — vervollständigt er seine Kenntnisse auf diesen Gebieten. Wieder nach Zürich zurückgekehrt, eröffnet er in einem Haus am Zürichberg ein bescheidenes Sanatorium mit sechs Zimmern. Es liegt ihm fern, reich werden zu wollen, er möchte nur experimentieren, seine Patienten in der Nähe wissen und seine Beobachtungen zu Ende führen.

1899 entdeckt er das Prinzip, das die Heilwirkung der Rohkost, die er «lebensfrische Nahrung» nennt, erklärt und verständlich macht. Es handelt sich um das zweite Gesetz der Thermodynamik (Carnot — Clausius), das, wie der Physiker und Nobelpreisträger Erwin Schrödiger nachweisen konnte, die Ernährung regelt.

Dieser Entdeckung hat es Doktor Bircher zu verdanken, daß er von den Hohepriestern und Superklugen der Medizinischen Fakultät seines Landes und seiner Zeit in Acht und Bann getan wird. Doch diese Ächtung bedeutet für Doktor Bircher, den seine Patienten als «Wunderdoktor» bezeichnen, den Beginn eines neuen Lebens.

3
Erfolg eines Parias

Kann man das kleine Haus am Zürichberg, das mein Vater um 1900 bewohnt, wirklich als Klinik bezeichnen? Außer seiner Familie beherbergt es noch einige Patienten. So hat Dr. Bircher Gelegenheit, seine Diätetik zu erproben und seine Forschungen weiterzuführen.

Stellt man die obige Frage einem Arzt in der Stadt, erhält man etwas zynisch zur Antwort, man solle es lieber «das Haus des Parias» nennen, eines Mannes, der sich auf dem Gebiet der Medizin selbst in Acht und Bann getan habe. Und mancher kann es nicht lassen, hinzuzufügen: «So eine Art Familienpension mit sehr kärglicher Verpflegung.» Mißbilligend übt man harte Kritik: «Wir möchten Bircher (den Doktor läßt man weg) nicht raten, sich zu irren. Ernsthafte Fälle sind nichts für ihn. Beim kleinsten Fehler, den wir ihm nachweisen können, legen wir ihm das Handwerk...» Die angedeutete Gebärde spricht für sich.

Dr. Bircher nennt sein Haus sinngemäß «Lebendige Kraft». Ein ganzes Programm an Hoffnung und Zuversicht steckt in diesem Namen, auch Barmherzigkeit und christliche Nächstenliebe sind damit vereinbart.

Was geht hier vor, an diesem Ort, den nicht wenige seiner ärztlichen Fachkollegen nur zu gerne als anrüchig bezeichnen würden? Vergessen wir nicht, daß mein Vater zu jener Zeit kaum Freunde besaß, am wenigsten unter seinen Fachkollegen, sie waren weit eher unter seinen Patienten zu finden. Es waren ja die Kranken, deren Leiden meinen Vater auf die Idee brachten, diese Klinik zu gründen. Er behandelt seine Patienten nicht mittels ärztlicher Verordnungen und weiser Vorschriften, sondern durch Ratschläge, die echte Gesundheitsrezepte sind, und mit Hilfe einer revolutionären Ernährungsweise. Es ist weit schwieriger, einem Kranken zu helfen, schlechte Gewohnheiten, mit denen er aufgewachsen ist, abzulegen, als ihn einfach eine Arznei schlucken zu lassen. Die strikte Befolgung der von Dr. Bircher auferlegten Lebensregeln ist ein Hauptfaktor für den Erfolg der Kur, die während ihrer Durchführung eine ganz bestimmte Geisteshaltung des Patienten voraussetzt. All dies sind Umstände, die dem Kranken bei sich zu Hause Mühe bereiten.

Seine Patienten überwachen und notfalls ihre Behandlung modifizieren zu können, scheint Dr. Bircher unerläßlich für den Heilerfolg. Seine ärztliche Methode ist experimentell, die Beobachtung des Patienten spielt dabei eine entscheidende Rolle.

Aufgrund all dieser Erwägungen sowie auch aus Sparsamkeitsgründen entschließt sich mein Vater, mit seiner Familie das Erdgeschoss zu bewohnen und die drei Obergeschosse für Patienten zu reservieren.

Es ist alles andere als ein blühendes Geschäftsunternehmen, als das es gewisse Neider gerne hinstellen wollen. Zunächst beherbergt die von Dr. Bircher, seiner Frau und seiner Schwester geführte Klinik nur wenige Patienten. Die Behandlungskosten sind bescheiden. Mein Vater sucht keinen Profit, er hat ganz andere Ambitionen: Er möchte ein Lebenszentrum schaffen, dessen Ausstrahlung sich stetig erweitert. Was tut es, daß er heute nur sechs Patienten aufnehmen kann — morgen werden es hundert sein. Er hat große Pläne für die Zukunft.

Man rührte zu jener Zeit noch nicht die Werbetrommel, wie man das heute zu tun pflegt. Mein Vater besaß auch gar nicht die Mittel dazu. Doch noch bevor sechs Monate um sind, übersteigt die Zahl der Anmeldungen bereits die vorhandenen Unterbringungsmöglichkeiten der Klinik.

Es kommen nur Menschen, denen die herkömmliche Medizin nicht helfen kann, Menschen, die nichts mehr zu verlieren haben und die hoffen, in dieser Klinik wieder ein wenig zu Kräften zu kommen. Einer sagt es dem andern, daß da am Zürichberg ein eigenartiges Sanatorium existiert, wo die Kranken mit völlig natürlichen Mitteln kuriert werden. Und man hört es von den verschiedensten Seiten bestätigt: «Ein erstaunliches Krankenhaus und eine einzigartige Behandlung!» So etwa sprechen die begeisterten Zeugen.

«Mein Gott, was habe denn ich hier zu suchen?» fragt sich eines Tages im November 1906 ein blasses und charmantes junges Mädchen und starrt versonnen auf die schlichten und soliden Möbel in seinem Zimmer. Vor den Fenstern zeichnen sich die Silhouetten der Bäume im Park gegen den Herbsthimmel ab. Bis zu diesem Tag hat Cäcilie B. ihre Anämie und Zerbrechlichkeit in etlichen Kliniken und Sanatorien in südlichem Klima behandeln lassen. Das Mädchen versteht nicht ganz, was es hier soll. Der letzte Arzt, den Cäcilie konsultiert hat, meinte: «Ihre Genesung wird längere Zeit in Anspruch nehmen. Erst nach dieser Erholungsdauer dürfen Sie wieder in den normalen Alltag und zu Ihren Eltern zurückkehren. Sie wohnen in einer rauhen und nebelreichen Gegend, Ihre zarte Konstitution würde sonst den Schock des Klimawechsels nicht verkraften.» Und nun ist sie hier in dieser Klinik. Trotz all der Einwände, die sie selbst und auch ihr Vater erhoben. Ihr Onkel Paul hat sich Gehör verschafft:

«Versuchen wir es doch mit dem Sanatorium «Lebendige Kraft» von Dr. Bircher-Benner am Zürichberg. Er kuriert seine Patienten mit Rohkost und vollbringt damit wahre Wunder.»

Etwas verlegen wandte ihr Vater ein:

«Das ist doch unmöglich, Cäcilie verabscheut alles, was roh ist. Sie wird bestimmt keinen Bissen anrühren und so das bißchen Gewicht, das sie mit so viel Mühe gewonnen hat, gleich wieder verlieren.»

«Einige Kilo mehr oder weniger spielt wirklich keine Rolle», widersprach Onkel Paul, «wenn man sie uns dafür widerstandsfähiger und kräftiger zurückgibt.»

Seit acht Tagen ist sie nun also in Zürich, und die Bilanz scheint ihr zugleich enttäuschend und paradox.

Da ist zunächst einmal die ärztliche Untersuchung. Prüfend und eingehend mustert sie Dr. Bircher. Seine stahlblauen Augen, denen nichts entgeht, funkeln hinter seinen Brillengläsern. Sein Blick scheint die Hülle des Körpers bis ins Innerste zu durchdringen. Dann sein Richtspruch, die Diagnose, die er ihrem Vater eröffnet:

«Es ist nicht mit einer raschen Heilung zu rechnen.»

Später einmal wird sie darüber berichten:

«Nach der Abreise meines Vaters bleibe ich entmutigt und traurig zurück. In einigen Wochen, einigen Monaten würde er mich wieder abholen, und alles würde von vorn beginnen...

Die Hausordnung bringt mich um. Um 6 Uhr aufstehen und nach der Morgentoilette spazierengehen.

Ich protestiere: ,Das ist unmöglich, die Ärzte haben mir empfohlen, am Morgen im Bett zu bleiben.'

,Hier nicht, mein Fräulein, Sie werden sich nach dem Frühstück wieder hinlegen können.'

Davon überzeugt, diese Praktiken nicht lange durchstehen zu können, gebe ich klein bei und denke bei mir selbst: ,Wenn ich zusammenbreche, können sie es selbst konstatieren.' Beim Aufstehen fühle ich mich miserabel und ganz schwach in den Beinen. Wie soll ich da im Wald spazierengehen? Mir kommt ja schon das Zimmer viel zu groß vor. Ich trete ins Freie. Die Luft ist frisch, ich atme tief. Ich sehe in der Stadt unter mir die ersten Rauchfahnen aus den Kaminen aufsteigen. Die Bäume duften. Zwanzig Minuten schlendere ich langsam durch den Wald, was mich selbst überrascht. Das Frühstück erweist sich als weniger erfolgreich. Man serviert mir eine Art Brei, das Müesli, dessen bloßer Anblick mir schon Übelkeit bereitet. Daraufhin erhalte ich — nur dies eine Mal — ein Glas Milch.

Ich fühle mich in einer mir völlig fremden Welt, die in mir ganz widersprüchliche Reaktionen auslöst. Nach dem Frühstück nehme ich ein Bad und gehe dann wieder zu Bett. Ich muß im Laboratorium vorsprechen, dann folgt eine Stunde Gymnastik. Ich lasse mich führen und lenken, es geschieht alles wie im Traum. Die Mahlzeiten scheinen mir ungenießbar, ich rühre sie kaum an. So viele körperliche Anstrengungen, ohne zu essen, das muß schließlich zu einem Kollaps führen.

Zweifellos wird das heute der Fall sein, ich habe so schlecht geschlafen.

Ich verkrieche mich unter die Decke.

Die Krankenschwester betritt das Zimmer:

‚Warum sind Sie nicht auf dem Spaziergang?'

‚Ich kann nicht, meine Beine sind völlig verkrampft.'

Sie schüttelt den Kopf und verschwindet wieder.

‚Endlich haben sie begriffen, daß man mich nicht wie die andern Kranken behandeln kann', denke ich.

Da kommt Dr. Bircher zur Tür herein. Während sich dem Bett nähert, streicht er sich nachdenklich über den Bart. Ein Gefühl des Vertrauens steigt in mir auf. Diesmal wird alles anders sein. Die hellen Augen des Arztes funkeln vor Neugierde.

‚Also, was ist los? Ein gebrochenes Bein? Ein Leistenbruch? Stehen Sie auf, wir wollen sehen, ob Sie sich auf den Beinen halten können.'

Ich erhebe mich. Er nimmt meinen Arm.

‚Können Sie gehen?'

Langsam schreiten wir durch das Zimmer.

‚Ein Spaziergang an der frischen Luft wäre besser', konstatiert der Arzt.

‚Das ist unmöglich. Ich fühle mich wirklich sehr krank, ich würde es nicht aushalten.'

‚Ich glaube Ihnen. Aber ist es nicht eigenartig — es gibt nichts Besseres gegen den Krampf als Bewegung. Es stimmt, ich gebe zu, es ist wunderbar, sich völlig seiner Müdigkeit hinzugeben und im Bett zu bleiben.'

Er läßt mich nicht mehr aus den Augen:

‚Glücklicherweise stammen Sie nicht aus einer Arbeiterfamilie, wo ein Mädchen Ihres Alters nicht auf sich selbst hören kann, sondern trotz allem, auch im Falle einer Krankheit, sein Brot verdienen muß. Ich kenne ein probates Mittel, um Sie ihre Leiden vergessen zu lassen, etwas Wirksameres und Nutzbringenderes als Bettruhe.'

Und in trockenem Ton verfügt er:

‚In einer Stunde erwarte ich Sie in der Küche. Es gibt dort eine Menge Gemüse, das zubereitet werden muß.'

‚Das soll ein Arzt sein', empöre ich mich innerlich, ‚kein Wort des Mitgefühls, keine Untersuchung. Ich werde ihm nie mehr Gelegenheit geben, sich über mich lustig zu machen, und wenn ich zusammenbreche... Also gut, um so schlimmer für ihn, er wird die Folgen zu tragen haben.'

Doch ich begebe mich in die Küche, um Gemüse zu putzen. Und ich überstehe den Schock erstaunlich gut!

Bei der nächsten Konsultation erkundigt sich Dr. Bircher freundlich:

‚Wie fühlen Sie sich? Besser, nicht wahr?'

‚Nicht schlechter.'

‚Das ist es, was ich meine. Mögen Sie unsere hydrotherapeutische Behandlung?'

‚Die warmen Bäder sind angenehm, die kalten Duschen hingegen scheußlich, völlig unerträglich. Sie nehmen mir den Atem.'

‚Mein armes Kind, daraus ersehe ich, wie nötig Sie sie haben. Sie werden sie noch lange ertragen müssen, bevor Sie sie als wohltuend empfinden. Essen Sie wenigstens etwas?'

Ich spüre, daß er mir eine Falle stellt. Um so besser. Ich habe Lust, ihm die Meinung zu sagen:

‚Völlig ohne Geschmack. Alles ist fade.'

‚Aber Sie nehmen trotzdem Nahrung zu sich?'

‚Ich muß wohl, wie könnte ich sonst das körperliche Training durchhalten?'

Er schüttelt mitfühlend den Kopf:

‚Ich verstehe, ich verstehe ... Auch das wird längere Zeit dauern, bis Sie an dieser Kost Geschmack finden. Aber mir eilt es nicht, sondern Ihnen. Wenn Sie von hier weggehen, müssen Sie so weit sein, dem Leben physisch und seelisch die Stirn zu bieten. Wir werden abwarten, bis Sie dazu bereit sind.'»

Frau Cäcilie D. schließt ihre Schilderung mit den Worten: «Es dauerte weniger lang, als man angenommen hatte. Die Lektion, die mir während meines Aufenthaltes in Dr. Birchers Klinik zuteil wurde, hat erst später ihre Wirkung getan. Er hatte meinen Lebenswillen gestärkt und meine Energie gefördert, indem er mir bewies, daß ich all meiner Schwäche zum Trotz eine nützliche Arbeit leisten konnte. Und durch seine Diät hat er meinen Organismus regeneriert. Ich bin heute zweiundneunzig Jahre alt, und wenn ich auf mein Leben zurückblicke, konstatiere ich, daß es glücklich und reich war. Meine vier Kinder sind verheiratet, und ich habe siebzehn Enkelkinder. Ich habe meine helle Freude an dieser jungen und hoffnungsvollen Generation. Wieviel Dank schulde ich Dr. Bircher-Benner, der das aus mir gemacht hat, was ich bin. Und dies nur, weil er nicht eine vorübergehende Heilung bewirken wollte, sondern das Übel an der Wurzel faßte.»

Die achtzigjährige rüstige Frau B., die zu Besuch gekommen war, schilderte im kleinen Salon der Klinik nicht ohne Schalk die Geschichte ihrer Heilung:

«Vor sechzig Jahren von den Ärzten aufgegeben, wäre ich sicherlich nicht hier, wenn Dr. Bircher-Benner mich nicht kuriert hätte. Ich habe noch sein erstes Haus gekannt. ‚Ich will meine Patienten bei der Hand haben, um ihren Zustand jederzeit überprüfen zu können‘, argumentierte er. Und er überwachte uns mit jener Hartnäckigkeit und Geduld, die den großen Arzt ausmachen. Er traute uns nicht, er verließ sich nie auf uns. Wenn ein Patient seinen Anweisungen nicht strikte Folge leistete, zögerte er nicht, ihm ins Gesicht zu sagen: ‚Verlassen Sie die Klinik! Sie haben hier nichts zu suchen. Wir müssen den Platz für jene freihalten, die sich behandeln lassen wollen.‘»

Frau B. litt an einer fast vollständigen Lähmung der Darmpassage. Die Ärzte hatten ihr zunehmend stärkere Medikamente verschrieben, die immer weniger wirkten.

Ihr Aufenthalt in der Klinik wuchs sich zu Beginn fast zu einer Tragödie aus: Dr. Bircher-Benner setzte alle Medikamente ab, stellte ihre Ernährung um und verordnete ihr jene Speisen, die sie bis dahin hatte meiden müssen. Noch nie hatte sie sich so erbärmlich schlecht gefühlt. Doch sie vertraute diesem fürsorglichen Arzt, der es so genau nahm. Sollte sich Dr. Bircher getäuscht haben, würde er dies, wie sie wußte, auch ehrlich zugeben. So fuhr sie mutig mit der Kur fort.

Nach dreieinhalb Monaten Klinikaufenthalt war sie völlig geheilt. Alle glaubten an ein Wunder, alle außer Dr. Bircher-Benner, der Frau B. eines Tages anläßlich des täglichen Spazierganges erklärte: «Ich zweifle nicht am Erfolg meiner Behandlungen, denn ich habe sie alle selbst ausprobiert!»

Eine andere Episode zeugt vom Reaktionsvermögen und von der Kaltblütigkeit Dr. Bircher-Benners. Eines Tages wird mir telefonisch mitgeteilt, daß es meiner Freundin Anne sehr schlecht gehe.

«Was ist los?» erkundigt sich mein Vater, der meine Bestürzung sieht.

«Meine Freundin Anne liegt im Sterben. Sie ist schon fast bewußtlos, ihr Körper ist voll blauer Flecken. Man gibt ihr Beruhigungsmittel. Der Bruch mit ihrem Verlobten hat sie zutiefst deprimiert.»

Mein Vater protestiert:

«Aber Kind, erzähl doch nicht solche Dummheiten. Liebeskummer bringt niemanden in einen solchen Zustand. Ich werde mal nach ihr schauen.»

Und am Krankenbett stellt er sofort seine Diagnose: Beginn einer Embolie. Mit größter Vorsicht bringt er das Mädchen in sein Auto. Ich chauffiere. Die Untersuchungen in der Klinik bestätigen seinen Befund. Er ordnet unverzüglich folgende relativ einfache Therapie für die Patientin an:

1. Vollständige Bettruhe, damit sich der Gefäßpfropf nicht von der Venenwand lösen und zum Herzen gelangen kann.

2. Verbot von Fleisch, da tierische Fette die Koagulation des Blutes begünstigen.

3. Abwechselnd warme und kalte Duschen, die die Elastizität der Venenwände und damit die Zirkulation fördern.

4. Eine frische und belebende Diät (siehe Kapitel «Krankheiten und ihre Behandlung», Krampfadern, Seite 203).

Nach drei Wochen kann Anne wieder aufstehen. Die Gefahr ist vorüber.

Die Erfolge Dr. Bircher-Benners sind inzwischen so bekannt geworden, daß hoffnungslos Kranke in Scharen nach seiner Zürcher Klinik pilgern, als ob es Lourdes wäre.

So kam einmal ein Mann, dessen Bein vom Brand schon ganz schwarz war. Es schien keinen andern Ausweg mehr zu geben als eine Amputation. Der Patient war der Verzweiflung nahe. Mein Vater versicherte ihm, daß er sein Bein behalten werde. Er verordnete die folgende Therapie:

1. Vollständiges Verbot von Alkohol, da dieser die Venengewebe verhärtet.
2. Völliges Verbot von Fleisch. Rohkostdiät (Früchte, Gemüse).
3. Gymnastik, um die Blutzirkulation anzuregen.
4. Hydrotherapie: abwechselnd warme und kalte Duschen, die den Venenwänden die Elastizität zurückgeben.

Die Behandlung dauerte ein Jahr. Der Mann, mit dem ein «Wunder» geschehen war, reiste völlig geheilt nach Hause und gab jenen, die ihn ob seines Ausharrens lobten, zur Antwort: «Was ist schon ein verlorenes Jahr, es gibt ja so viele in einem Leben!»

1911 sind in der beträchtlich erweiterten Klinik bereits fünf Ärzte, ein Physiotherapeut und ein Dutzend Krankenschwestern tätig. Haupt- und Nebengebäude beherbergen siebzig Patienten aus aller Welt. Doch eine Kur bei Bircher, wie man ihn bereits kurzerhand nannte, war eine vollständige Umerziehung, die auf der hundertprozentigen Mitarbeit des Patienten fußte und diesen von seinen schlechten Gewohnheiten befreite, während sie in ihm gleichzeitig ein aktives Gesundheitsbewußtsein weckte.

Dr. Max Bircher-Benner ist sich darüber klar, daß das fatalistische Hinnehmen einer Krankheit als unabänderliches Schicksal für das Leiden einen günstigen Nährboden schafft. Er kreiert das Sprichwort «In jedem Gesunden steckt eine Krankheit, von der er nichts weiß» und betont, daß der natürliche Zustand des Menschen die Gesundheit sei.

Seiner strengen Disziplin fügen sich auch diejenigen, die sonst gewohnt sind, andern zu befehlen.

Der Ruf der Klinik an den bewaldeten Hängen des Dolders verbreitete sich in aller Welt und drang auch bis zum Zarenhof. Und eines schönen Tages betraten Großfürsten aus Rußland, mit schweren Pelzmänteln und Astrachanmützen bekleidet, recht geräuschvoll die Halle des Hauptgebäudes.

Mit kühlem und prüfenden Blick musterte mein Vater die Ankömmlinge. Er stellte eine harte Diagnose und verordnete ihnen eine strenge Diät. Als große Esser, Trinker und Gewohnheitsraucher protestierten die Bojaren, denen es den Atem verschlug. Waren sie nicht Grandseigneurs? Wollte man sie hier als Muschiks behandeln?

Weder als Grandseigneurs noch als Muschiks, sondern als Kranke und sonst nichts.

Sie fügten sich und unterzogen sich der Kur, standen morgens um 6 Uhr auf, machten ausgedehnte Waldspaziergänge, spülten ihre Muskel- und Fettmassen unter der Dusche und kauten grimmig das rohe Gemüse.

Einige Tage später hörte Dr. Bircher im Vorbeigehen unter den Fenstern ihres Krankenzimmers lautes Gelächter, und seine feine Nase witterte den für seinen Geschmack pestartigen Geruch einer Havanna. Und durch das offene Fenster sah er die Herren nach Herzenslust trinken und schlemmen. Sie hatten ihre Diener nach Zürich beordert, um einzukaufen.

Von Wut gepackt, betrat der Arzt das Haus und stieß die Tür zum Zimmer der Großfürsten auf. Überrascht drehten sich ihm die beiden zu. Einer von ihnen, leicht angeheitert, hielt ihm — höchste Beleidigung! — ein Glas Wodka entgegen. Mit erhobenem Arm wies der erzürnte Arzt auf die offengebliebene Tür:

«Meine Herren, Ihr Platz ist im Hotel, nicht hier. Es warten andere Kranke auf Ihr Zimmer. Verlassen Sie unverzüglich das Haus!»

Diese Reaktion dürfte all die Neider erstaunt haben, die Dr. Bircher-Benner Geld- und Profitgier nachsagten.

Die Fürsten gingen und mit ihnen die Rubel, die er für den Betrieb der Klinik und die Finanzierung des Forschungslabors so dringend benötigt hätte.

Drei Tage später waren die Exzellenzen, sich zerknirscht an die Brust schlagend, wieder da. In der Bibel steht, daß man sich im Himmel über die Rückkehr des reuigen Sünders mehr freut als über einen Gerechten: Schalkhaft blitzten die Augen meines Vaters hinter seinen Brillengläsern, doch seine Haltung blieb ernst. Er stimmte der Rückkehr seiner Pensionäre erst zu, als sie hoch und heilig versprochen hatten, seine Anweisungen strikte zu befolgen. Auf diese Weise wurden die Großfürsten die eifrigsten Propagandisten für die Klinik.

Gewiß, die Kur am Zürichberg war hart, aber es fehlte in der Klinik auch nicht an Unterhaltung. Thomas Mann, der Autor des «Zauberbergs», der 1929 den Nobelpreis für Literatur erhielt, charakterisierte den Geist der Klinik sehr treffend in einem Brief, den er aus dem Sanatorium einem Freund zukommen ließ:

«. . . Ich habe Ihren Brief hier in Zürich unter den wunderlich-
sten Umständen erhalten. Zurzeit befinde ich mich im Sanatorium von Dr. Bircher, wo man um 6 Uhr aufstehen und um
9 Uhr abends das Licht löschen muß. Das ist hart. Anfangs
stand ich wiederholt vor meinen Koffern und kämpfte gegen
tückische Abreisegelüste. Doch obschon ich mehr für Voltaire als
für Jean-Jacques eingenommen bin, bedaure ich keineswegs,
ausgeharrt zu haben. Meine schwer zu behandelnde Verdauung
hat sich in der Folge auf erstaunliche und noch nie erlebte Weise
gebessert. Im übrigen gestaltete sich der hiesige Aufenthalt dank
einer heiteren Geselligkeit und der herrlichen Lage des Instituts
recht angenehm. Gewisse Abendstimmungen werden mir für
immer unvergeßlich bleiben . . .»*

Die nüchterne Strenge des Arztes galt all jenen Dingen,
die der Heilwirkung der Kur oder der Gesundheit ab-
träglich sein konnten. Im übrigen vertrat er den Standpunkt, je mehr der Geist sich der Welt öffne, um so har-
monischer könne der Körper sich entfalten.

Als hervorragender Musiker hatte er mit uns Kindern
ein Kammerorchester gegründet: Max, der Älteste,
spielte Klavier, Franklin Violoncello, Ralph Flöte, Willy
die erste und ich die zweite Geige. An manchen Aben-
den spielte mein Vater um 7 Uhr für die Patienten, bevor sie schlafen gingen. Wer mit dem ersten Hahnen-
schrei aufsteht, geht auch mit den Hühnern zu Bett.
Nichts wiegt den natürlichen Lebensrhythmus auf. Warum sollten die Gesetze, die für die ganze Natur gelten,
dem Menschen zum Schaden gereichen?

An solchen kleinen Abendveranstaltungen wurde oft
auch getanzt. Als gewandter Tänzer zögerte mein Vater
nicht, ein Mädchen oder eine Dame, die in einer Ecke
sitzengeblieben war, zum Tanz aufzufordern. Manchmal
wollte diese ablehnen und beteuerte, daß sie nicht tanzen
könne. «Wundern Sie sich nicht, daß Ihnen das Leben

grau und freudlos erscheint, wenn Sie es nicht wagen, von seinen Annehmlichkeiten Gebrauch zu machen. Die Freude, das Sichwohlfühlen sind Grundsteine der Gesundheit. Was könnten Sie denn Erfreuliches aufbauen mit solch hypochondrischen Lastern wie Melancholie, Bitterkeit und einsamer Selbstgefälligkeit?»

So schlug ihm denn eines Tages eine seiner Studentinnen vor, in das Programm seiner ärztlichen Verordnungen «obligatorischen Tanzunterricht» aufzunehmen. Die Lebensfreude, die er predigte, besaß er selbst in hohem Maße. Mit 65 Jahren entschloß er sich, moderne Tänze zu erlernen, und als die ersten Vorboten des Jazz auch in der Schweiz aufzutauchen begannen, begeisterte er sich für diese Musik. Er betätigte sich in den von ihm veranstalteten Konzerten als Schlagzeuger.

Der internationale Ruf der Klinik war gesichert, obgleich ihre Tätigkeit von 1914 bis 1918, in den schwierigen Jahren des Ersten Weltkrieges, um ein Drittel reduziert werden mußte. Es war ein Erfolg auf der ganzen Linie. Die Klinik war durch ein großes Gebäude mit den modernsten Einrichtungen erweitert worden. Dem medizinischen Komplex gliederten sich ein Röntgenzimmer und Hydrotherapie und Laboratorien an. Ferner gab es nun einen Speisesaal und ein Musikzimmer.

Daß ein Großteil seiner Klienten im «Gotha», dem damaligen *Who's Who*, verzeichnet war, schmeichelte Dr. Bircher nur sehr obenhin. Der spektakuläre Erfolg, mit dem sich so mancher gerne zufriedengegeben hätte, vermochte ihn keineswegs von seinem ursprünglich ins Auge gefaßten Ziel abzulenken. Mit der Beharrlichkeit des Pioniers arbeitete er unentwegt an der Erweiterung seiner Kenntnisse auf dem Gebiet der Ernährung. Er ließ nicht nach in seinen Anstrengungen, die Ursachen der Krankheit mit allen Mitteln aufzuspüren.

Max Bircher-Benner gehörte zu den Menschen, die sich nie mit dem Erreichten zufriedengeben, und stellte es stets erneut in Frage. Als die Welt ihre Vorliebe für die Theorien Sigmund Freuds zu entdecken begann, war er bereits darüber hinaus. In seinen Augen stellte die Psychoanalyse nur eine Facette des Diamants der Warheit dar. Mit dem ihm eigenen intuitiven Spürsinn erkannte er, daß es ebenso falsch wäre, ein ganzes System darauf zu begründen, wie sie zu ignorieren. Sie erschien ihm weit weniger befriedigend, als er zunächst geglaubt hatte. Er hatte erkannt, daß gewisse Annahmen dieser Schule in eine Sackgasse führen. Sie konnte daher, entgegen seiner ursprünglichen Hoffnung, nicht zum Rückgrat seiner Therapie werden, sondern nur zu einem zusätzlichen Mittel in seinem Kampf gegen die verborgenen Trieb-federn der Krankheit: «In der Seele krank sein» — diese Diagnose verstand er im weitesten Sinn, und zwar mehr in philosophischer denn in religiöser Beziehung, ob-schon er letztere nicht ausschloß.

Es waren zweifellos seine geistigen Forschungen in dieser Richtung, die ihn veranlaßten, mit Mahatma Gandhi zu korrespondieren.

Diese Studien bildeten den Gegenstand eines 1925 und 1926 erschienenen zweibändigen Werkes über die Psyche des Menschen.

Wenn die Klinik «Lebendige Kraft» in Patientenkrei-sen als ein von einer besonderen Aura umgebenes The-rapiezentrum galt, so verhielt man sich im orthodoxen Ärztemilieu nach wie vor ablehnend. Diese letzte Fe-stung fortschrittsfeindlicher Ignoranz war schwer zu neh-men. Trotzdem bewies Dr. Bircher-Benner seinen Fach-kollegen gegenüber ein hohes Maß an Loyalität. Diese Haltung lag in seinem Charakter begründet. Er gab dem von allen Seiten auf ihn ausgeübten Druck nicht nach und weigerte sich, mit Beiträgen und Vorträgen über seine Theorien und Erfahrungen direkt an die Öffentlichkeit zu treten. «Es wäre meinen Kollegen gegenüber höchst unloyal», meinte er, «sie werden eines Tages von selbst einsehen, was es mit meinen Auffassungen auf sich hat.» Dies beweist, daß auch er die wundervolle Naivität des Wissenschaftlers besaß. Doch die Gewißheit hinderte ihn keineswegs daran, klar zu sehen. Er wollte seinen immer zahlreicher werdenden Patienten und Schülern den Weg weisen, Krankheit zu vermeiden. Bestrebt, seine Ideen auf möglichst leichtfaßliche Art einem breiten Publikum vorzutragen, gründete er die Monatsschrift *«Der Wendepunkt im Leben und im Leiden»*. Diese Zeitschrift existiert nun seit 55 Jahren, was sicherlich als Beweis ihrer unentbehrlichen Funktion gewertet werden darf. Sie wird auch heute noch von meinem Bruder Ralph, den mein Vater mit dieser Aufgabe betraut hat, redigiert.

Zu Beginn zählten hauptsächlich Patienten zu den Lesern. Wer die Bircherschen Prinzipen von Grund auf kennenlernen und begreifen wollte, abonnierte die Schrift. Nach Hause zurückgekehrt, lieh man die Hefte aus, wodurch die Zeitschrift immer weitere Verbreitung fand. Die Patienten wiederum stellten ihrerseits ihren behandelnden Ärzten oft lästige Fragen, wodurch diese gezwungen waren, zwecks «Widerlegung» der Thesen Dr. Birchers die nach wie vor als revolutionär verschrienen Ideen des Wunderdoktors zu studieren.

Es gab allerdings auch Fachkollegen, die sich nicht einfach stur mit dem erworbenen Schulwissen begnügten, und nach und nach abonnierten auch sie den *«Wendepunkt»* oder begannen daran mitzuarbeiten. Die feindliche Phalanx war endlich durchbrochen. Medizinische Zeitschriften bemühten sich um die Mitarbeit Max Bircher-Benners. Man lud ihn zu Kongressen ein, damit er seine Theorie darlegte. Wenn es auch noch kein Durchbruch war — ein Umschwung begann sich abzuzeichnen. Der Anstoß war gegeben, er sollte Auswirkungen großen Ausmaßes zeitigen.

Doch erst von 1930 an, also dreißig Jahre nach seiner «Exkommunikation» durch die Zürcher Ärztegesellschaft, begann man auch auf internationaler Ebene die Theorien Max Bircher-Benners, die Tag für Tag Kranken Genesung brachten, richtig einzuschätzen. Erst von da an sprachen sich medizinische Kapazitäten anerkennend über seine Arbeit aus, und zwar vor allem in England, Frankreich, Deutschland, Österreich, Italien, Amerika und sogar in der Schweiz.

Deutlicher als alles andere mag die folgende Episode die Quintessenz der Philosophie und Behandlungsmethoden meines Vaters illustrieren: Eines Tages empfängt er in seiner Sprechstunde einen offensichtlich völlig erschöpften Mann.

«Was sind Sie von Beruf?» erkundigt sich mein Vater.

«Ich war Buchhalter», erwidert Herr J. D., «aber ich kann meiner Arbeit nicht mehr nachgehen. Da ich absolut nichts mehr verdaue, fehlt mir die Kraft dazu.»

Sein Teint ist fahl, sein Gesicht von Falten durchzogen, seine Wangen sind eingefallen, sein Körper abgemagert und offensichtlich geschwächt, seine Miene die eines Schwerkranken.

«Machen Sie sich frei.»

Bei dem Anblick, der sich ihm bietet, schüttelt der Arzt voller Mitleid den Kopf. Ein völlig ausgemergelter Körper mit einem enormen, aufgeblähten Bauch.

Die Untersuchung des Abdomens zeigt einen Bauch, voll mit Gasen und Gärungsstoffen, aber praktisch fast ohne Muskeln. Die Gewebe sind überdehnt, so daß sie ihre Stützfunktion nicht mehr ausüben können. Magen, Leber und Milz sind bereits gefährlich abgesunken.

«Was halten Sie davon, Herr Doktor?»

«Wie alt sind Sie?»

«Siebenunddreißig.»

«Ziehen Sie sich wieder an. Wir wollen ein wenig plaudern.»

«Wissen Sie, Herr Doktor, ich habe vor Ihnen andere Ärzte konsultiert. Man hat mir versichert, daß nur eine Operation meinem Zustand abhelfen könne. Die abgesunkenen Organe würden dadurch gehoben und durch einen orthopädischen Gürtel festgehalten, so daß ich meinen Beruf wieder ausüben könnte.»

«Es sind nun schon Jahre, in deren Verlauf sich Ihr Leiden immer mehr verschlimmert hat. Würden Sie die Geduld aufbringen, noch einige Monate oder gar länger zuzuwarten, wenn Ihr Zustand dadurch gebessert und höchstwahrscheinlich ganz kuriert würde?»

«Und eine Operation würde sich erübrigen?»

«Ich habe von Heilung gesprochen.»

«Muß ich in diesem Fall in Ihre Klinik kommen?»

«Nein, ich habe kein einziges freies Zimmer, möchte aber mit Ihrer Behandlung unverzüglich beginnen. Sie werden die Diät, die ich Ihnen verschreibe, ganz exakt befolgen. Wir werden sie mit Massagen, stimulierenden und kräftigenden kalten Duschen, Gymnastik und täglichen Morgenspaziergängen von einer Stunde kombinieren.»

Überrascht und perplex protestiert der Patient:

«Das Gehen ist für mich beschwerlich. Wenn ich verdaue, muß ich mich ausruhen, um nicht von Übelkeit befallen zu werden, und . . .»

«Ja, ja», meint mein Vater beiläufig, indem er die Diät zusammenstellt. «Beunruhigen Sie sich nicht. Wenn Sie diese Ernährungsvorschriften befolgen, werden Sie nicht mehr an Verdauungsstörungen leiden. Es wird bestimmt alles gut gehen. Sollte eine Stunde Spazierengehen Sie ermüden, fangen Sie mit einer halben Stunde an.»

Als der Mann das ausgestellte Rezept liest, macht er ein höchst enttäuschtes Gesicht:

«Aber Rohkost ist mir strengstens verboten.»

Den Kopf erhoben, in seinen Fauteuil zurückgelehnt, mustert mein Vater den Mann:

«Ich verordne Ihnen strikte und ausschließlich Rohkost.»

Drei Wochen später kommt der Mann wieder in die Sprechstunde. Es sind nur ganz schwache Anzeichen einer Besserung festzustellen. Er gesteht, ohne allzu große Schwierigkeiten seine täglichen Spaziergänge absolvieren zu können. Er habe keine Anfälle von Übelkeit mehr gehabt, aber der Bauch ist immer noch aufgebläht und schmerzt ihn nach wie vor. Dr. Bircher ergänzt die Diät durch Vollgetreide und Milchprodukte und empfiehlt dem Patienten längere Spaziergänge, doch soll er sich dabei nicht übermüden.

Herr J. D. kommt nicht mehr. Hat er sich operieren lassen oder die ärztlichen Verordnungen weiterhin befolgt? Max Bircher-Benner vergißt ihn. Zwei Jahre später kommt ein lebhafter, gesunder Mann in sein Büro.

«Erkennen Sie mich nicht mehr? Ich bin J. D. Ich war ein Wrack, erinnern Sie sich? Ich bin gekommen, um Ihnen zu zeigen, was Sie aus mir gemacht haben. Untersuchen Sie mich.»

Sein Gesicht ist voll, seine Haut frisch, sein Teint braungebrannt, die Augen strahlen, und sein Bauch ist flach. Die Muskeln sind jung und kräftig, die Bauchmuskulatur völlig regeneriert.

Seine Gesundheit verdanke er dem Arzt, seine regenerierten Muskeln dem Gehen.

«Ich habe Ihren Rat befolgt. Meine Spaziergänge wurden für mich zu einem Vergnügen. Ich bin zu Fuß

durch die Schweiz marschiert, dann durch Italien, Österreich, Deutschland, und jetzt komme ich eben aus
Schweden zurück.

Das Wandern stimmte mich froh. Ich begann zu sum-
men, dann zu singen. Und mir wurde plötzlich eines Tages bewußt, daß ich eine Stimme habe. Ich entdeckte die
Natur, die Schönheit der Berge und der Täler. Ich liebe
die Blumen, die Bäume, den Gesang der Vögel. Kennen
Sie ein vollkommeneres Schauspiel als den Sonnenauf-
gang oder -untergang?»

«Sie haben Ihren Beruf als Buchhalter nie geliebt.»

«Ich erinnere mich zwar nicht, es Ihnen gesagt zu haben, aber es trifft zu. Die Buchhaltung langweilte mich
und ließ mich verdrießlich werden.»

«Somit hat Ihnen also die Krankheit Gelegenheit gegeben, Ihren Beruf an den Nagel zu hängen, obwohl Sie
vorgaben, ihn so bald als möglich wieder ausüben zu
wollen.»

«Ich kannte nichts anderes, um meinen Lebensunter-
halt zu verdienen.»

«Und jetzt?»

«Sie werden staunen, Herr Doktor, ich arbeite auf
gut Glück dort, wo ich gerade bin, manchmal bei Bauern.
Ich brauche sehr wenig, um meine Bedürfnisse zu befrie-
digen. Ich esse recht einfach. Ich glaube, ich habe die
wirksamste Medizin entdeckt: Ich bin glücklich.»

Könnte man ein besseres Beispiel wünschen? Die
Rohkost (lebensfrische Nahrung) behandelte und heilte
sein Darmleiden. Das Wandern (körperliches Training)
gab ihm seine Bauchmuskulatur zurück. Luft und Sonne
stählten seinen vorher zu kurz gekommenen Körper. Die
Aufgabe seines ungeliebten Berufes (die Wurzel des
Übels) verhalf ihm wieder zu seelischem Gleichgewicht
und echter Lebensfreude.

Am 15. November 1967 kamen über 250 Gäste aus aller Welt — darunter zahlreiche Ärzte und Professoren — nach Zürich, um den 100. Geburtstag des «Parias» zu feiern und des berühmten Mannes zu gedenken, der der eigentliche Begründer der modernen Diätetik war, und Professor Alfred Gigon, Basel, Präsident der Schweizerischen Akademie der Medizinischen Wissenschaften schloss seine Gedenkrede über Bircher-Benner mit einem Satz aus Plutarch: Durch die Erinnerung an die grossen Männer und Werke verbindet die Gegenwart sich mit der Vergangenheit und bereitet sie die Zukunft vor.»

Die Kräfte des Lebens

4.
Die Bircher-Revolution

Sie stützt sich auf drei Grundprinzipien: die Wurzeln des Übels; die Lebenskraft; lebensfrische Nahrung. Nach Auffassung Dr. Birchers ist die Krankheit dem Mond vergleichbar: sie besitzt eine sichtbare und eine unsichtbare Seite. Man könnte aber auch sagen, daß sie einem Eisberg ähnelt, wobei der verborgene, unter Wasser befindliche Teil den gefährlicheren darstellt. Dort wurzeln die geheimen Triebfedern unserer Leiden. Schon bevor die ersten Vorboten einer psychosomatischen Medizin auftauchten, stand es für Dr. Bircher fest, daß keine wirkliche Heilung möglich ist, solange man nicht die Wurzeln des Übels ausgerottet hat. Die Frage lautet nicht: Welche Krankheit hat dieser Mensch, sondern vielmehr: Woran krankt er? Sind es die andern, die ihn krank machen, ist es die Gesellschaft oder er selbst? Kranksein ist nicht der Normalzustand des Menschen, weshalb hat er sich also das Leiden zugezogen? Gefällt ihm seine Krankheit? Oder noch besser: Warum hat er sich für sie entschieden, als ob sie seine Probleme zu lösen vermöchte, indem sie andere heraufbeschwört, die die Grundübel tarnen? Weshalb flüchtet er sich in die Krankheit? Solche Überlegungen verlangten eine vollständige Revision der Medizin, des medizinischen Aktes, der Arzt-Patient-Beziehung. Man mußte alles neu bedenken, kritisch überprüfen.

75

Für meinen Vater bedeutet Heilen nicht nur die Beseitigung der sichtbaren Krankheitssymptome, sondern der Ursachen des Übels. Seiner Meinung nach ist dieses Ziel durch enge Zusammenarbeit zwischen Arzt und Patient zu erreichen. In völligem Einvernehmen und absolutem gegenseitigem Vertrauen müssen die beiden als Partner gegen den gemeinsamen Feind, die Krankheit, angehen. Stützt man sich auf den Grundsatz, daß die Krankheit nicht der natürliche Zustand des Menschen ist, sondern eine Folge begangener Fehler, so gilt es in erster Linie, diese verhängnisvollen Irrtümer im Leben des Patienten aufzuspüren. Erst wenn sie aufgedeckt sind, kann man dem Übel, das sie bewirken, zu Leibe rücken. Diese Theorie klingt zwar verblüffend einfach, ist aber im Grunde sehr komplex. Andererseits sind nach Ansicht Dr. Birchers die physischen Ursachen der Krankheit zwar mannigfacher Art, aber lange nicht in dem Ausmaße, wie man allgemein annimmt. Sie lassen sich in den meisten Fällen auf einen gemeinsamen Nenner bringen: die Ernährung[1].

Die Wurzeln des Übels

Mit der ihm eigenen Gebärde rückt der Arzt den Zwicker zurecht. Seine klaren blauen Augen suchen den unsteten, ausweichenden Blick der jungen Frau, die in seine Sprechstunde gekommen ist, festzuhalten. Alice S. zählt zwanzig Jahre und hat zwanzig Kilo Übergewicht. Seit über einer halben Stunde unterhält er sich mit ihr. Der Fall scheint recht einfach: Sie ißt zu große Mengen einer an Zucker, Fett und Stärke zu reichen Nahrung. In einem

[1] Hier ist selbstverständlich nicht von infektiösen, erblichen oder durch Bazillen oder Epidemien hervorgerufenen Krankheiten die Rede.

einzigen Jahr hat sie sich ihre überflüssigen Kilo ange-
gessen.

«Sie behaupten also, daß Ihr Gewicht vor zwei Jahren noch völlig normal war.»

«Sie können mir glauben, Herr Doktor, ich war ger-
tenschlank. Überzeugen Sie sich selbst, ich habe Ihnen
Fotos mitgebracht.»

Sie überreicht Dr. Bircher einige Aufnahmen, die er
voller Interesse betrachtet. Umgeben von ihren Familienangehörigen, strahlt das junge Mädchen in einem
hellen Sommerkleidchen. Wie ein Kartenspiel breitet er
die Fotos auf dem Tisch aus. Auf einem am selben Tag
aufgenommenen Bild — sie trägt das gleiche Kleid —
sieht man sie Arm in Arm mit einem jungen Mann ihres
Alters. Er weist mit dem Finger darauf:

«Sie sind verlobt!»

«Ich war es.»

«Wurde die Verlobung schon vor längerer Zeit ge-
löst?»

«Vor etwas mehr als einem Jahr.»

Hier also lag die Wurzel, die es zu entfernen galt.

Alice S. kompensierte ihre Frustrationsgefühle durch
Essen — andere hätten es vielleicht durch Fasten getan.
Doch bei ihr zu Hause hatte man schlechte Eßgewohn-
heiten und falsche Auffassungen.

Ihre Mutter predigte ihr: «Man muß essen, um bei
Kräften zu bleiben. Wenn du nicht genügend ißt, brichst
du zusammen.»

Wer an Erkältung, Fieber oder Liebeskummer litt,
mußte essen. Außer einer besonders üppigen Verpflegung schien es kein Heil zu geben. Nur dank Essen vermochte man sich gegen jegliche Schwäche zu wappnen.

«Und im übrigen, Herr Doktor, wozu sollte ich auch
schlank sein? Mein Leben hat ohnehin keinen Sinn
mehr.»

Der Arzt schüttelt den Kopf. Sie braucht ihm nichts mehr zu erzählen, er weiß Bescheid. Eine Gewichtsreduktion könnte leicht erzielt werden. Doch nach Hause zurückgekehrt, würde das junge Mädchen die gewohnte Umgebung vorfinden und sehr bald die verlorenen Kilo — wenn nicht gar noch zusätzliche — wiedergewinnen, falls sie nicht zuvor ihr seelisches Gleichgewicht wiedergefunden hätte.

Mit dreißig würde Alice, inzwischen wirklich fettsüchtig geworden, jegliche Hoffnung auf Heirat und Familie aufgegeben haben und somit eine leichte Beute von allerhand zerstörerischen Psychosen werden.

Dem muß man vorbeugen, indem man die Wurzeln des Übels beseitigt.

Für Max Bircher-Benner setzt jede Heilung voraus, daß der Motor der Gesundheit wieder in Gang gebracht, der Mechanismus der Abwehrkräfte und der Selbstregenerierung neu belebt und gründlich entgiftet wird. Diesen fortschreitenden Heilungsprozeß nennt er «Ordnungstherapie».

Die Ordnung schaffenden Kräfte im Kranken lassen sich nicht mittels Medikamenten wie ein Wunder von einem Tag auf den andern wiederherstellen. Je länger die Entartung andauert, um so langwieriger ist der Heilungsvorgang. Körper und Geist haben schädliche Gewohnheiten angenommen, die ihnen nun behagen. Die aufeinanderfolgenden Fehlanpassungen haben neue Austauschprozesse bewirkt, die sich im Laufe der Jahre gefestigt haben. Der Weg in umgekehrter Richtung kann daher nur nach und nach und mit viel Geduld beschritten werden. Eine auf völlig natürliche Weise erzielte Heilung erweist sich oft als relativ langwieriger Prozeß, ist aber in ihrem Endeffekt spektakulär und irreversibel.

Die Lebenskraft

Die Ordnungstherapie soll aber nicht nur die Heilung gewährleisten, sondern auch Quelle einer soliden Gesundheit sein. Da die Bircher-Benner-Methode eine Einheit bildet, muß man herauszufinden suchen, welcher Irrtum oder welche Irrtümer in der Lebensweise des Patienten die Krankheit verursacht haben. Hat man die Ursachen gefunden, gilt es zur Heilung des Patienten auf die Lebenskraft zurückzugreifen. «Die Reserven, die wir davon besitzen, können beträchtlich, aber niemals unerschöpflich sein. Sorglos vergeuden wir sie. Nicht jedermann ist ein hohes Alter beschieden; doch wäre es schön, seinen Lebensabend in guter Gesundheit verbringen zu können.»

Dr. Bircher-Benner wußte besser als irgend jemand, was man von dieser Kraft verlangen darf. Nachdem er in seiner frühen Kindheit körperlich durch Krankheit behindert gewesen war und sich dank seiner Willensstärke eine eiserne Gesundheit geschmiedet hatte, nahm er eine vollständige Revision der Medizin in Angriff, was zu jener Zeit — 1890 bis 1900 — nicht nur Mut, sondern eine seltene Kühnheit erforderte. Allein an seine Theorien zu glauben, sie bis zu ihren extremsten Schlußfolgerungen voranzutreiben, selbst wenn anerkannte Autoritäten und manchmal auch die eigenen Erkenntnisse sie widerlegten, verlangte wahrhaft einen Glauben, der Berge versetzt.

Sprach man mit ihm über die Anstrengungen, die es ihn gekostet hatte, pflegte er mit einer gewissen Ironie zur Antwort zu geben: «Glauben Sie nicht auch, daß alles möglich ist, wenn man genügend Lebenskraft besitzt?»

Wie hortet man dieses Kapital? Wie baut man es wieder auf, wenn man es eingebüßt hat? Woraus schöpft man neue Lebenskraft? Kann jedermann auf eine solche

Regenerierung hoffen? «Ja», sagt mein Vater, «sie ist für jeden von uns erreichbar.»

Hier kommen wir zum Kernpunkt seiner Lehre, zu einer seiner Lieblingstheorien, die er Tag für Tag in die Praxis umsetzte: «Ein gesund ernährter Mensch, der nicht durch einen erhöhten Stoffwechsel vergiftet ist, reagiert intensiver auf eine psychische Behandlung, da sein Gehirn besser und klarer funktioniert. Seine Denk- und Assoziationsfähigkeit lassen demnach den Wunsch, wieder gesund zu werden, wirklichkeitsbezogener werden. Nur bei einer gezielten Kombination von seelischer und körperlicher Therapie besteht Aussicht auf eine dauerhafte Wandlung der Persönlichkeit eines Menschen, wobei die psychische Behandlung durch eine die Gesundheit und eine harmonische Lebensweise förderliche Ernährung unterstützt wird.»

Lebensfrische Nahrung

Wollte man die Lehren Dr. Bircher-Benners in einem einzigen Satz zusammenfassen, so müßte dieser lauten: «Nur aus Leben quillt Leben.» Luft, Sonne, Wasser und grüne Blätter sind Energiereserven, die uns die Natur großzügig zur Verfügung stellt.

Und da keine Revolution ohne eine Devise auskommt, könnte man sagen: Eßt lebensfrische Nahrung.

Dies ist die Quintessenz der Bircher-Benner-Diät. Lebensfrische Kost sind unverdorbene, rohe Nahrungsmittel, die noch keinerlei Veränderung durch Koch- oder Konservierungsprozesse erfahren haben.

Heute, mehr als sechzig Jahre nach den Entdeckungen und Experimenten Dr. Birchers, werden überall auf der Welt Forschungen über den Nähr- und Heilwert von

Rohkost durchgeführt, und es ist eine Wendung in der schulmedizinischen Ernährungslehre ersichtlich, indem der früher als wertlos angesehene Gehalt an Faserstoffen (speziell Hemizelluosen) und Pektin, der bei Vollgetreide, Gemüsen und Früchten besonders hoch ist, aber in tierischen Nahrungsmitteln fehlt, speziell durch die Burkitt-Schule als von hohem Wert für die Erhaltung und Wiederherstellung gesunder Darm- und Verdauungsverhältnisse und damit für die Gesundheit überhaupt erwiesen worden ist. Diese Stoffe — früher zu Unrecht als blosse Ballaststoffe angesehen, — veranlassen auch eine günstigere Verwertung am Anfang des Verdauungstraktes durch intensivere Einspeichelung, wobei auch frühere Sättigung eintritt, und diese wiederum hilft, die Gewohnheit des Zuvielessens zu überwinden.

Andererseits stößt die revolutionäre Ernährungslehre des Zürcher Arztes auch heute noch auf heftigen Widerstand. Unter dem Einfluß einer seit über einem Jahrhundert gebräuchlichen orthodoxen Medizin gibt es nach wie vor Ärzte, die davon überzeugt sind, daß Rohkost schwer verdaulich sei, daß bei Magen-Darm-Beschwerden rohe Früchte durch gekochte zu ersetzen seien, daß Rohgemüse durch einen Zelluloseüberschuß Darmgärungen verursache, daß Rohkost wenig Nährwert besitze usw.

All diese Ansichten sind grundfalsch. Die spektakulärsten Kurerfolge mit der Bircher-Benner-Diät wurden gerade bei Störungen der Verdauungsorgane erzielt. Selbst die hartnäckigsten Darmentzündungen und Verstopfungen können mittels einer strengen Rohkosttherapie vollständig behoben werden.

Aufgrund persönlicher Experimente und Erfahrungen, wie zum Beispiel der Kur mit rohen Äpfeln, die ihn von einer schlimmen Gelbsucht heilte, gelangte Dr. Bircher-Benner nach und nach zur Ablehnung der traditionellen Lehrmeinung und begann nach neuen Heilmethoden zu fahnden. Auf die Periode der empirischen Versuche folgte die Phase der wissenschaftlichen Erhärtung und experimentellen Erprobung der Befunde. Sich die zwiefache Frage stellen: «Was macht Rohkost wirksamer, warum heilt sie?» heißt sie schon halbwegs beantworten. Es sind tatsächlich die ursprünglichen Eigenschaften der Rohkost — die allerdings nichts mit der gemein hat, die man in den Restaurants unter diesem Namen serviert —, die lebenswichtig sind.

Pflanzen enthalten wirksame Antibiotika ohne Nebenwirkungen. Wie sollte man da nicht bedauern, daß die chemische Industrie auf diesem Gebiet wie auf vielen andern gegenüber der Natur bevorzugt wird? Ferner weisen die Pflanzen unentbehrliche Mineralsalze und drei Grundelemente auf, die allein schon die Bircher-Diät rechtfertigen: Enzyme, Vitamine und manche andere Wirkstoffe.

Die Enzyme

Die lebende Pflanzenzelle verfügt über einen enormen Reichtum an verschiedenen Enzymen[1], die die Selbstverdauung der Rohkost ermöglichen, welch letztere demnach leichter verdaulich ist als gekochte Speisen. Eines der schlagendsten Beispiele dafür ist der Kohl: roh sehr leicht verdaulich, ein Labsal für Magen und Eingeweide sowie bei Rheuma, liegt er in gekochtem Zustand schwer auf dem Magen und bläht die Därme. Die dank der Enzyme mögliche Selbstverdauung bedeutet eine be-

---

[1] Enzyme (oder Fermente) spielen die Rolle von Katalysatoren.

trächtliche Einsparung an Energie und sogar an Eiweißverbrauch. Die Verdauung einer gewöhnlichen Mahlzeit benötigt allein für die Synthese der Verdauungssäfte 8 Gramm Eiweiß!

Zudem ist dieser außergewöhnliche Fermentreichtum sehr sauerstoffhungrig; dies bewirkt ein sauerstofffreies Milieu, das die pathogenen Darmkeime durch eine gesunde Darmflora ersetzt und dadurch die günstigsten Voraussetzungen für die Darmfunktion schafft. Außerdem liefern diese Enzyme, obschon sie im Laufe des Verdauungsprozesses aufgelöst werden, die notwendigen Rohstoffe für die Synthese neuer Enzyme, die den Kreislauf fortsetzen.

Die 1926 erstmals erzielten Kristallisationen von Enzymen eröffneten auf diesem Gebiet ungeahnte Möglichkeiten. Solche Forschungen werden von Tag zu Tag wichtiger, da die industrielle Verwertung der Enzyme — besonders in der Lebensmittelindustrie — immer umfassender wird.

In der Heilkunde verwendet man zahlreiche Enzyme bei der Herstellung von Verdauungsextrakten. Wer würde es heute noch wagen, stur zu behaupten, Rohkost sei schwer verdaulich?

Ihre große Bedeutung läßt sich unschwer erkennen. Was aber geschieht mit ihnen, wenn die Nahrung gekocht wird? Sie gehen vollständig und unwiederbringlich verloren. Sie gehören zur Gruppe der Proteine und werden durch Hitze zerstört. Ihr Wirkungsoptimum liegt bei einer Temperatur bis zu 40° Celsius. Einer höheren Hitze halten sie nicht stand. Eine wohlausgewogene Ernährung muß daher einen täglichen Anteil von Rohkost aufweisen: Früchte und Gemüse, da jede dieser Gruppen ihre Vorzüge aufweist, die sich zum Teil gegenseitig ergänzen.

Die Vitamine

Früchte und Gemüse enthalten die meisten für die Gesundheit erforderlichen Vitamine. Das ist heute jedermann bekannt. Es dürfte aber von Vorteil sein, genau darüber Bescheid zu wissen, in welchen Früchten oder Gemüsen die einzelnen Vitamine vorkommen und in welchen Mengen. Nur so läßt sich ein ausgewogener täglicher Speisezettel zusammenstellen (siehe Vitamintabelle Seite 250).

Eine intensive und länger dauernde Erhitzung (beispielsweise die einstündige Kochprozedur bei Gemüsebouillon) zerstört das Vitamin A (Karotten, Kohl, Endivien, Tomaten usw.). Mangel an Vitamin A kann unter anderem zu Augen- und Hautleiden führen. Vitamin C wird schon durch geringe Hitze vernichtet. Es ist in zahlreichen Früchten enthalten: Zitronen, Orangen, Melonen, Weinbeeren, Erdbeeren, Himbeeren usw., aber auch in Gemüsen: Kohl, Spinat, Salat usw. Zudem tritt beim Kochvorgang der Großteil der Mineralstoffe — Eisen, Magnesium, Kalium usw. — ins Kochwasser über und wird mit ihm meist weggeschüttet.

Vitaminmangel, Avitaminose, kann zu ernsthaften Störungen führen. In der heutigen Medizin behilft man sich daher mit synthetischen Vitaminen. Es können aber nicht alle Vitamine synthetisiert werden, sie müssen zum Teil aus natürlichen Pflanzen gewonnen werden, wie zum Beispiel Vitamin D$_2$ aus dem Mutterkorn.

Weshalb sollen wir also das, was wir auf einfachste Art in unsern Speisen mitbekommen können, in Form von Pillen schlucken? Weshalb sollten wir uns der Gefahr eines mehr oder weniger schwerwiegenden Mangels an Vitaminen und Spurenstoffen aussetzen? Wäre es nicht klüger vorzusorgen und den Vitaminbedarf aus den natürlichen Quellen zu decken?

Die durch den Kochvorgang bewirkten Veränderungen der Nahrungsmittel bilden gegenwärtig Gegenstand wichtiger Untersuchungen. Prof. Dr. med. W. Ziegelmeyer schreibt in diesem Zusammenhang: «Der Rohzustand garantiert die Konservierung gewisser Nährwerte, verhindert die Denaturierung der Eiweißstoffe, sichert ein Maximum an Mineralstoffkonzentrationen. Es ist erwiesen, daß das Kochen den Kolloidalzustand der Nahrungsmittel verändert. Kochen zerstört das Gleichgewicht der großen Moleküle und verändert die Art der Beziehung zwischen den Elementen, die Oberflächenspannung, den Streuungsgrad, die verschiedenen Kolloidalzustände der Moleküle und die hydrophylen und hydrophoben (wasseranziehenden und wasserabstoßenden) Eigenschaften der Kolloide. Kochen verändert die Viskosität und verringert das Energiepotential. Je stärker die Energien in ihren Interferenzen sind, um so größer ist die Gesamtenergieproduktion und der Wirkungsgrad. Rubner schreibt dazu: ‹Je intakter die Nahrungselemente in den Körper gelangen, um so höher ist die Wahrscheinlichkeit, daß sie ihre physiologischen Aufgaben erfüllen.› So sagte auch Kollath: ‹Laßt die natürlichen Nahrungsmittel so natürlich wie möglich›.»

Die Sonnenenergie, die unsern Planeten erreicht, geht zum Teil verloren. Sie wird in Wärme, Regen usw. umgewandelt. Derjenige Teil dieser Energie, der uns erhalten bleibt, trifft auf lebende Oberflächen, die Chlorophyll enthalten (Blätter der Bäume, Pflanzen, Gras usw.). Es ist dieser Teil der Energie, der dem Aufbau der organischen Stoffe dient, von denen sich Pflanzen, Bakterien, Tiere und der Mensch ernähren. Man begreift daher die grundlegende Bedeutung des Phänomens der Fotosynthese, man ermißt, was das in den Pflanzen gespeicherte Chlorophyll uns Menschen schenkt: die Sonnenenergie in der Nahrung.

5
Rohkost, Getreide und Milchprodukte

Kommt man auf die Bircher-Diätetik zu sprechen, wenden die Besserwisser zumeist ein, daß Dr. Bircher gar nichts Neues erfunden habe. Es handle sich dabei ja um nichts weiter als eine vegetarische Diät. Wer diesem Irrtum unterliegt, bekundet ganz einfach seine Unwissenheit. Der Hauptunterschied zwischen einer rein pflanzlichen Ernährungsweise und der Bircher-Diät besteht darin, daß man sich auch als Vegetarier falsch ernähren kann, und zwar mit denaturierten Lebensmitteln, die durch Kochen, Konservieren usw. sämtliche Eigenschaften der lebendigen Nahrung eingebüßt haben. Man verzichtet nur einfach auf Fleisch. Von da leitet sich auch die Bezeichnung «Pudding-Vegetarismus» her — eine keineswegs gesunde Ernährungsweise.

Wenn bei gewissen Bircher-Kuren tierische Fette und Eiweiße untersagt sind, bedeutet dies nicht, daß sie prinzipiell verboten sind. Es wird lediglich empfohlen, solche Produkte nur in beschränktem Maße, ja im Idealfall überhaupt nicht zu konsumieren, wobei man darauf bedacht sein muß, einen Mangel an Eiweiß zu vermeiden. Auf alle Fälle muß auch hier auf Frische und Herkunft geachtet werden.

Im übrigen muß betont werden, daß bei jeder Krankheit, die durch Bircher-Benner-Ärzte behandelt wird — vor allem in der Schweiz und in Deutschland

—, eine ganz bestimmte, gezielte Diät verordnet wird (siehe Seite 167).

Wie bereits erwähnt, empfiehlt Dr. Bircher-Benner, der Pionier der Heildiät, auf frische und rohe Nahrungsmittel zurückzugreifen und denselben bei jeder Mahlzeit den Vorrang einzuräumen. Das will aber nicht besagen, daß man sich ausschließlich von Rohkost ernähren solle. Trotz ihrem gewaltigen Reichtum an Vitalstoffen enthalten sie nicht alle Elemente, deren unser Organismus bedarf, in genügender Menge. Deshalb umfaßt eine ausgewogene Ernährung unter anderem auch Vollgetreide und Milchprodukte.

Vorsicht: Ein ausschließliches Rohkostregime darf nur unter ärztlicher Anleitung und Kontrolle durchgeführt werden und dient nur als strenge Therapie.

Eine ausgewogene Mahlzeit sollte zur Hälfte aus Rohkost bestehen, die gleich zu Beginn verzehrt und durch verschiedene gekochte Speisen ergänzt werden soll: Vollkornbrot, Getreideflockengerichte, Kartoffeln, Gemüse, Suppen, Sojaprodukte, Käse sowie frische Butter, Pflanzenöle, Sesamsamen, Quark usw.

Das Leben steckt im Weizen

Gleich nach der Rohkost gebührt dem Getreide ein Ehrenplatz auf dem Speisezettel. Über dessen hervorragende Qualitäten weiß man heute allgemein Bescheid (siehe Vitamintabelle Seite 250), vor allem der Weizen scheint für unsere Gesundheit unentbehrlich zu sein. Wird er wirklich in vollwertigem Zustand, z. B. samt Keimling genossen, ist er überreich an lebensnotwendigen Stoffen.

Der Weizenkeim hat folgende Zusammensetzung:

- 40 % Eiweißstoffe (10 % der Gesamtmenge der Weizenproteide), die einen höheren biologischen Wert aufweisen als jene der Milch und des Fleisches[1].
- 10 bis 12 % Fett (20 bis 25 % der Gesamtfettmenge des Weizens), das fettlösliche Vitamine A und E und fünf Sechstel der Phosphatide enthält[2]. Mehr als die Hälfte der Vitamine befindet sich in der Kornhülle, die beim Mahlen zusammen mit der Kleie eliminiert wird.

Der Verlust des Keimlings bedeutet das Verlorengehen eines Großteils der Vitamine der B-Gruppe sowie des angenehmen nußartigen Aromas.

Kollath weist in seinen Untersuchungen auch den Verlust der Auxone der Vitamin-B-Gruppe nach — und diese Einbuße wiegt am schwersten. Die Auxone sind eine Gruppe von nichtklassierten Vitaminen, die bei der Erneuerung und Verjüngung des Zellgewebes eine besonders wichtige Rolle spielen. Ohne sie ist die Wirkung der klassischen Vitamine ungenügend, und als Folge davon altert der Organismus vorzeitig. Die Auxone reagieren empfindlich auf Hitze (160°) und Licht und gehen daher bei industriellen Verarbeitungsprozessen verloren.

In diesem Zusammenhang dürfte die Meinung von Prof. J. C. Drummond, Chef der englischen wissenschaftlichen Kommission für Kriegsernährung, von Interesse sein: «Nur das vollständige Korn samt Keimling genügt. Je rascher man die Menschen dazubringt, solche Vollkornnahrung zu konsumieren, um so schneller wird man im Gesundheitswesen Resultate erzielen, wie sie die Welt noch nie gesehen hat.»

[1] Zusammen mit Milch und Blatteiweiß ergeben die Proteide oder Albumine des Weizenkeims ein vollkommen ausgewogenes Gleichgewicht an unentbehrlichen Eiweißstoffen.

[2] Phosphatide sind ein wichtiger Faktor für den Knochenbau, die Zähne, für Gehirn und Nerven sowie für die Zellpermeabilität.

Getreide

Man kann es roh oder gekocht essen. Auch hier gilt es, eine alte Mär aus der Welt zu schaffen, die besagt, daß man Getreide nicht roh essen dürfe. Ganz im Gegenteil, rohes Getreide ist infolge seines Reichtums an Auxonen für unser gesundheitliches Gleichgewicht lebensnotwendig. Diese Auxone gewährleisten die Wirkung der Vitamine und dadurch die Zellregenerierung, sind also ein unentbehrlicher Faktor für die Erhaltung der Vitalität. Der Gehalt an Vitaminen der B-Gruppe sowie an Vitamin E und F ist beim Getreide sehr hoch, es kann demnach das Fleisch ersetzen. Roher Getreidebrei wirkt aktivierend, sollte aber nur in kleinen Portionen von 25 bis 60 Gramm pro Tag konsumiert werden, und zwar zum Frühstück. Die Zubereitung einer solchen Portion ist sehr einfach:

Roher Getreidebrei: Weizen, Roggen, Hafer oder Gerste (siehe Rezepte Seite 144)

Waschen und reinigen, in der Kaffeemühle oder im Mixer mahlen, 4 — 5 Eßl. des so erhaltenen Schrots mit 6 — 7 Eßl. Wasser (nie Milch!) mischen. Über Nacht stehen lassen und am nächsten Morgen zum Frühstück nehmen, wobei je nach Geschmack rohes, geraffeltes oder püriertes Gemüse wie Karotten oder Gurken oder frische Früchte und einige Tropfen Zitronensaft oder Honig beigefügt werden.

Der Nährwert dieses Gerichts veranlaßte Veit, im «Lexikon der Ernährung» von Meyerhofer und Pirquet seine gründlich dokumentierte Studie mit folgenden Worten zu beschließen: «Die römischen Legionen haben die Welt erobert, indem sie sich mit Getreidebrei ernährten.» Wahrhaft Männer von echtem Schrot und Korn!

Gekochter Getreidebrei: Weizen, Roggen, Hafer oder Gerste

Eine kleine Menge der gewählten Getreide wie angegeben schroten, in Milch oder halb Wasser, halb Milch kochen, so daß eine nicht zu weiche oder zu harte Masse entsteht. Je nach Geschmack Kompott oder frische Früchte beifügen und das Ganze gut miteinander vermischen. Mit Zimt und Rohrohrzucker oder noch besser mit Honig süßen.

Gekeimtes Getreide

Auch andere Diätspezialisten haben seit langem dieses Produkt empfohlen und verwendet, und zwar aus triftigen Gründen: Die Proteide der Pflanze — Soja oder Weizen — reichern sich während des Keimens mit gewissen sehr wirksamen Aminosäuren an, was Vitamin A und Vitamin C in großen Mengen hervorruft. Diese Veränderung macht die Pflanzen besonders leicht verdaulich und verleiht ihnen einen sehr angenehmen, leicht süßlichen Geschmack. Weizenkeime erhält man in allen Reformhäusern. Man kann sie aber auch leicht selber herstellen:

Die Körner in der doppelten Menge Wasser während 36 Stunden an einem kühlen, dunklen Ort (15 bis 18° C) einweichen. Ist das Wasser aufgesogen, breitet man die Körner auf einem Tuch aus und bewahrt sie an einer gutbelichteten Stelle in einem warmen Zimmer (20 bis 22°) drei Tage lang auf. Sobald sich nach dieser Zeitspanne Keime und Würzelchen gebildet haben, kann man die Körner auf mannigfache Art konsumieren, sei es so, wie sie sind, oder zerquetscht und mit Milch gemischt, die man mit Honig gesüßt hat. Sie können auch die Haferflocken im Birchermüesli ersetzen. Es gibt übrigens spezielle Keimapparate, die der Hausfrau die Durchführung der Prozedur erleichtern.

Die Milch

Milch ist das dritte für den Menschen besonders bekömmliche natürliche Nahrungsmittel. 100 g rohe Milch enthalten: 3,2 g Eiweiße, 3,7 g Fett, 4,6 g Kohlenhydrate, 140 IE Vitamin A, 0,04 mg Vitamin B1, 0,15 mg Vitamin B2, 0,05 Vitamin B6, 75 mg Natrium, 139 mg Kalium 133 mg Kalzium, 13 mg Magnesium, 88 mg Phosphor, 0,04 mg Eisen usw.

Als Folge des heutigen Verteilungssystems und der langen Lieferungswege von der Kuh bis zum Konsumenten erhält man in den Städten fast nur noch pasteurisierte oder uperisierte Milch. Obwohl diese Verfahren die Milch schonend behandeln, gehen doch ein Teil der Vitalstoffe verloren.

Neben roher Milch kann auch der Konsum von Sauermilch, Quark, Hüttenkäse und Joghurt empfohlen werden, da alle diese Produkte gleichsam als vorverdaut betrachtet werden können und daher sehr leicht verdaulich sind. Außerdem fördern gewisse Stoffe wie Milchzucker und Milchsäure die Arbeit der Därme, indem sie ein günstiges Klima für die Darmbakterien schaffen.

Eine der idealsten Kombinationen von Getreide, Früchten und Milch ist ohne Zweifel das Birchermüesli, ein Hauptbestandteil der Bircher-Diät, dem unsere besondere Aufmerksamkeit gebührt.

Das Müesli

Mein Vater entdeckte die Speise, die später als Birchermüesli bekanntwerden sollte, durch reinen Zufall. Er war ein begeisterter Wanderer und verdankte seine gute Gesundheit größtenteils dieser sportlichen Betätigung, die er stets als eines der besten und natürlichsten Körpertrainings empfahl. Eines Tages kam er nach einer Bergtour gegen Abend bei einer Sennhütte vorbei. Der Älpler saß gerade beim Abendbrot und lud ihn ein mitzuhalten. Die Mahlzeit bestand aus einer Art Brei aus geschrotetem Weizen und mit Honig gesüßter Milch, zu dem der Mann einen Apfel kaute. Mein Vater kam mit dem Mann ins Gespräch und fragte ihn unter anderem auch, wer ihm beigebracht habe, sich auf diese Weise zu ernähren.

«Mein Vater, der das Rezept von seinem Vater übernommen hatte.»

«Aber wozu der Apfel?»

Der Senn meinte, er wisse es nicht, habe aber konstatiert, daß der Brei ohne den Apfel länger auf dem Magen liege und weniger sättige. Seit wann er sich so verpflege, wollte mein Vater erfahren. «Seit jeher.» Wie alt er sei? «Siebzig, und ich habe in meinem Leben noch nie einen Arzt gesehen. Ich klettere heute noch wie ein Junger, ohne außer Atem zu geraten.» Wie oft er sich am Tag dergestalt verpflege? «Zweimal, morgens und abends. Mittags gibt es Käse und Brot, herrliches Schwarzbrot, Äpfel und Nüsse.»

Voller Neugier ging mein Vater der Sache nach und stellte fest, daß das Menü des Berglers nichts Außergewöhnliches war. In den obstreichen Gegenden seiner Heimat bereitete man sich oft eine leichtere Mahlzeit aus Dinkel, Hafer und Gerste, mit frisch gemolkener Milch und oft auch mit Nüssen vermischt zu. So entdeckte mein Vater das Müesli, diese Mischung aus Milch, Haferflocken, Äpfeln, Zitronensaft, frischen Beeren (Erdbeeren, Heidelbeeren usw.), Nüssen und Honig. Nachdem er es gründlich erprobt und für gut befunden hatte, fügte er es in seine Diät ein, und schon sehr bald wurde es in seiner Klinik zum «täglichen Brot». Mit der

Zeit wurde es weitherum berühmt und verbreitete sich allerorten. Man kann es heute in England unter der Bezeichnung «Swiss musli», in Mailand als «Dolce Sopresa» und in der Schweiz in jedem Hotel oder Restaurant als Birchermüesli bestellen. Leider ist das, was man dann serviert bekommt, je nach Ort und Restaurant, mit mehr oder weniger großen Mengen Rahm, Zucker und Konservenfrüchten gemischt. Dafür fehlt meist der frische Apfel. In diesem Fall steht natürlich fest, daß das Birchermüesli keine seiner ursprünglichen Tugenden mehr aufweist. Und was soll gar man von den fixfertigen Schachtel- oder Dosenmüesli halten, die man im Handel antrifft: Pulvermilch, dehydrierte Äpfel, getrocknete Beeren und Nüsse, Rübenzucker usw.? Da scheinen nur noch die Haferflocken authentisch zu sein, was aber auch nicht sicher ist.

Das Müesli ist in seiner Zusammensetzung die Summe der Bircher-Diät, ein wahrhaft vollkommenes Produkt:

Getreide: Haferflocken, Weizen, eingeweicht oder gekeimt, Sojaflocken, Hirse usw.: Vitamine A, E, Vitamine der B-Gruppe, Phosphor, Auxone, Phosphatide, Eiweiße usw.
Milch: Eiweiß, Vitamine der B-Gruppe, Mineralsalze wie Kalzium, Phosphor usw. Fette, Vitamin A
Honig: Kohlenhydrate, Eisen, Spurenelemente
Äpfel: Vitamin C und Vitamine der B-Gruppe, Kalium, Kohlenhydrate
Nüsse: Eiweiß, Fette, Kalium, Magnesium, Phosphor, Vitamine der B-Gruppe
Zitronensaft: Vitamin C, Kalium
Zubereitung: Mit lebensfrischer Nahrung. Es muß sofort nach der Zubereitung gegessen werden. Also nicht auf Vorrat herstellen!

Müesli-Rezepte

Es können alle Getreidesorten verwendet werden, doch am gebräuchlichsten sind Haferflocken. Zur Abwechslung kann man folgende Mischung nehmen:

1 Teel. Haferflocken; 1 Teel. Schrotmischung (siehe roher Weizen, Seite 90); letztere kann durch Weizenflocken, Reisflocken, Gerstenflocken oder Roggenflocken, Buchweizen oder Hefeflocken (Vitamin B) ersetzt werden.

Die Früchte sollten ungespritzt sein. Man verwendet saftige, leicht saure Äpfel: Klaräpfel, Jonathan, alle Reinetten. Die Golden Delicious enthalten zuwenig Vitamine, da sie überzüchtet sind. Grüne Äpfel sind zu sauer. Die Zitrone soll saftig sein.

Ursprünglich verwendete Dr. Bircher aus praktischen Gründen gezuckerte Kondensmilch. Seine ärztlichen Nachfolger an der Klinik ersetzten diese jedoch durch Joghurt oder Sauermilch. Dadurch entfallen die denaturierten Eiweiße der Kondensmilch und deren Zuckergehalt (40 % Weißzucker).

Der Honig sollte von guter Qualität und ohne Weißzuckerzusatz sein.

Die Nüsse müssen frisch sein und sollen nicht etwa ranzig riechen (Achtung auf Aflaxotine!).

1. Grundrezept

Das ursprüngliche von Bircher-Benner benützte Müesli-Rezept enthält statt 3 Essl. Yoghurt 1 Essl. gezuckerte Kondensmilch.

Portion für eine Person
8 g Haferflocken
(1 gestrichener Eßl.)

— 12 Stunden einweichen
(Rapidflocken nicht einweichen; die Wassermenge bleibt jedoch dieselbe)

95

3 Eßl.[1] Wasser 1 Eßl. Zitronensaft 3 Eßl. Joghurt, etwas Honig (evtl. 1 — 2 Eßl. Wasser, je nach Apfelsorte)	– beifügen und zu einer glatten Masse vermischen
200 g Äpfel	– waschen, mit sauberem Tuch abtrocknen; Stiel und Blüte entfernen. Die Äpfel auf einer großen Raffel direkt in die Mi- schung hineinreiben; öfter umrühren, damit die Äpfel nicht braun werden
1 Teel. geriebene Man- deln oder Haselnüsse	– über die angerichtete Speise streuen

2. Apfelmüesli mit Mandel-, Haselnuß-
oder Sesampüree

Portion für eine Person
Wird empfohlen, falls tierisches Eiweiß verboten
(Allergien)

1 Eßl. = 8g Haferflocken 3 Eßl. Wasser oder Orangensaft	– 12 Stunden einweichen
1 Eßl. Zitronensaft 1 Eßl. Mandel-, Hasel- nuß- oder Sesampüree 1 Eßl. Honig 3 Eßl. Wasser	– mit Schneebesen alles tüchtig vermischen

[1] 1 Eßl. = 1 gestrichener Eßlöffel

96

| 200 g Äpfel | – Zubereitung wie bei Grundrezept |
| 1 Eßl. geriebene Mandeln oder Haselnüße | – über die angerichtete Speise streuen |

3. *Apfelmüesli mit Joghurt*
Portion für eine Person
Diät bei Milchunverträglichkeit
oder bei Abmagerungskur

1 Eßl. = 8 g Haferflocken 3 Eßl. Wasser	– 12 Stunden einweichen
3 Eßl. Joghurt 1 Eßl. Zitronensaft 1 Eßl. Honig	– zu einer glatten Masse vermischen
200 g Äpfel	– zubereiten wie bei Grundrezept
1 Eßl. geriebene Mandeln oder Haselnüsse	– über die angerichtete Speise streuen

4. a) *Apfelmüesli mit Rahm*
Portion für eine Person
Diät bei erwünschter Gewichtszunahme

3 g Haferflocken 1 – 2 Eßl. Wasser	– 12 Stunden einweichen
3 – 4 Eßl. Rahm 1 Teel. Zitronensaft 1 Eßl. Honig	– leicht schlagen und mit dem Zitronensaft vermischen
200 g Äpfel	– zubereiten wie bei Grundrezept
1 Eßl. geriebene Mandeln oder Haselnüsse	– über die angerichtete Speise streuen

4. b) Diabetikermüesli
Portion für eine Person

1 g frische Gerstenkeime 3 g Sojaflocken 3 — 4 Eßl. ungezuckerte Kondensmilch	– Gerstenkeime und Sojaflocken mit der Milch mischen
1 — 2 Eßl. Wasser 1 Eßl. Zitronensaft	– Äpfel in das mit Zitronensaft vermischte Wasser raffeln
1 Eßl. Fruktosesirup	– alles mischen und mit der Fruktose süßen
200 g Äpfel	– zubereiten wie bei Grundrezept
1 Eßl. geriebene Mandeln oder Haselnüsse	– über die angerichtete Speise streuen

5. Müesli mit Beeren oder Steinobst[1]
Portion für eine Person
Besonders hoher Vitamin-C-Reichtum

Zubereitung wie bei Grundrezept
Die Äpfel ersetzen durch:

150 — 200 g Beeren (Erdbeeren, Himbeeren, rote Johannisbeeren, Brombeeren, Heidelbeeren) oder	– mit Holzstößel oder Gabel zerdrücken
150 — 200 g Zwetschgen, Pfirsiche, Aprikosen	– durch Hackmaschine oder Passevite treiben oder mit dem Messer fein schneiden

(Bei gastrointestinalen Krankheiten meide man Apriko-
sen und Zwetschgen.)

[1] Dieses Müesli ist eine leichte Mahlzeit, bei der die frischen Früchte
und nicht die Flocken dominieren müssen.

Die raffinierten Nahrungsmittel

Der Konsument ist König. Es wird alles getan, ihn zum Kauf zu bewegen. Nicht seine Gesundheit, sondern seine Kaufkraft zählt. Nicht ist zu schön für ihn, aber alles ist gut genug.

Voller Bewunderung betrachtet die Haufrau das schöne weiße Mehl, mit dem sie Kuchen bäckt, eine Sauce eindickt oder einen Fisch bestäubt. Entzückt läßt sie den weißen glasierten Reis durch ihre Finger rinnen, mit dem makellosen weißen Zucker süßt sie den Fruchtsalat. Sie freut sich über das schöne weiße Brot, wenn sie es zerschneidet. Sie ist sich nicht bewußt, daß diese Gesten denen einer «Giftmischerin» verblüffend gleichen. Diese scheinbare Reinheit, die sie so sehr fasziniert und die sie beim Einkauf verlangt, wird industriell durch Raffinierungs- und mehr oder weniger giftige Bleichungsprozesse erreicht. Gewiß, die Gefahr scheint gering, und sie wäre es sicherlich, wenn wir im Monat nur 500 g Brot und dazu keinen Zucker und keinerlei raffinierte, entfärbte oder gefärbte oder sonst denaturierte Nahrungsmittel konsumieren würden. Doch wie die Dinge liegen, kumulieren sich all die Gifte, die wir täglich zu uns nehmen, auf hinterhältige und heimtückische Art und Weise in unserem Organismus. Die Zeit arbeitet für sie und gegen uns.

Doch, was noch wichtiger ist: Diese denaturierten Nahrungsmittel sind tote Nahrungsmittel, die weder unser Leben noch unsere Gesundheit bereichern. So enthält zum Beispiel weißer Reis nur noch Stärke, alle wichtigen Vitalstoffe wurden daraus entfernt.

Durch chemische Extraktion, die unter sehr hohen Temperaturen geschieht, werden die üblichen Speiseöle in solch starkem Ausmaß gepreßt und behandelt, daß viele ihrer wichtigsten Vitalstoffe dabei zerstört oder im

Ölkuchen dem Vieh verfüttert werden. Es ist deshalb unerläßlich, daß man beim Einkaufen kaltgepreßte Pflanzenöle bevorzugt, die noch all ihre wertvollen Substanzen wie Vitamine, Schleimstoffe, Spurenelemente und ungesättigte Fettsäuren enthalten.

Das Vollkornbrot

Doch wahrscheinlich hat die Denaturierung des Brotes, das tagtäglich in großen Mengen, vor allem in ärmeren Bevölkerungskreisen, konsumiert wird, die schädlichste Auswirkung. Was das Brot anbelangt, müßte die Aufklärung der Bevölkerung ganz besonders intensiviert werden, sind doch gerade in dieser Beziehung die Vorurteile am tiefsten verwurzelt.

Im Laufe des 19. Jahrhunderts hat sich eine Umwertung der Lebensmittelqualifizierung vollzogen. Um den Verkauf der Produkte anzukurbeln und den Konsumenten entgegenzukommen, begann man das Mehl industriell auszumahlen und den Zucker zu raffinieren, so daß sich nun auch der Arbeiter weißen Zucker und weißes Mehl, die bis dahin den Reichen vorbehalten gewesen waren, leisten konnte.

Es handelte sich dabei gleichsam um den Zugang zum Brot der Reichen. (Bei den Ölen und Milchprodukten geschah später dasselbe, wenn auch aus andern psychologischen Gründen.) Dieses Mehl und dieser Zucker waren für Kuchen und Sonntagsbrot reserviert. Sie stellten ein Prestigesymbol dar, ja es gab sogar ein geflügeltes Wort: «Als erster sein weißes Brot essen.»

Leider essen wir heute zum Nachteil unserer Gesundheit fast nur noch Weißbrot, das in manchen Ländern sogar nicht einmal mehr ausschließlich aus Weizenmehl gebacken wird, da zu seiner Bleichung auch Reismehl und Stärke in gewissen Prozenten verwendet werden dürfen.

Beim Weißmehl fehlt ja auch der kostbare Keim (siehe Seite 91), der sich beim Weizen wie folgt zusammensetzt:

- 40 % Eiweiß mit einer höheren biologischen Wertigkeit (Zusammensetzung an Aminosäuren) als Milch
- 10-12 % Fettsäure mit den Vitaminen A und E
- Vitamine der B-Gruppe
- $5/6$ der Phosphatide des Weizens, die bei der Knochenbildung, für Zähne, Nerven und Gehirn eine wichtige Rolle spielen.

Vollkornbrot ist ein wichtiges Element zur Erhaltung der Vitalität.

Zudem zerstören die Raffinierungsprozesse — und das ist vielleicht das schlimmste — die Auxone, auf deren Bedeutung auf Seite 89 hingewiesen wurde.

Man kann also gar nicht genug zu Vollkornbrot raten, sei es Weizen- oder Roggenbrot (Roggenbrot wird besonders bei Darmträgheit empfohlen). In einigen Spitälern wurde in der gastrointestinalen Abteilung versuchsweise Vollkornbrot als Diätbestandteil eingeführt. Die Ergebnisse waren so überzeugend, daß man es beibehielt.

Eine der — wohlerprobten — Theorien Dr. Max Birchers besagte, daß die Nahrungsmittel nicht zerlegt und dadurch nur gewisse ihrer Bestandteile verwendet werden dürften. Die Milch, die man entrahmt hat, um Butter zu machen, ist nicht mehr vollständig. Er schrieb: Das harmonische Gleichgewicht aller Faktoren, die zu einer natürlichen Ernährung beitragen, kann nicht beliebig verbessert werden, sondern droht bei jedem Eingriff, der es mißachtet, zerstört zu werden. Es kann dann auch

durch «künstliche Manipulationen» nicht wiederhergestellt werden.

Nur die vollwertigen Nahrungsmittel enthalten die
Prinzipien des Lebens, sie sind deshalb allen andern vorzuziehen.

6
Die Reizmittel

Ungeachtet der Art der Erkrankung verbot Dr. Bircher-Benner bei all den von ihm verordneten Diäten ganz kategorisch den Genuß von Reizmitteln oder Stimulantien, sei es Alkohol, Tabak, Kaffee oder Schwarztee. Warum Stimulantien? Weil ihre Hauptaufgabe darin besteht, uns tagsüber anzuregen, d. h. unserem ermüdeten neurovegetativen System den kleinen Geißelhieb zu verabreichen, der uns wieder ankurbelt und uns die Illusion von Wohlbefinden suggeriert. Sie geben uns Gelegenheit, unsern Körper, der naturgemäß nach einer Ruhepause verlangt, zu überanstrengen. Die Gefahr dieser Reizstoffe liegt aber nicht nur im Raubbau, den sie ermöglichen, sondern noch weit mehr in der Art, wie sie ihr zerstörerisches Werk tarnen. Sie verhindern nämlich das Bewußtwerden der Ermüdung, die, was auch immer ihr zugrunde liegen mag, ein Warnsignal bedeutet. Dieses «Doping» wird allmählich zur Gewohnheit. Die kleine Dosis, die anfänglich genügte, verliert ihre Wirkung und muß erhöht werden. Und wenn man die Gefahr erkennt, ist es meist schon zu spät. Im übrigen geschieht das Unglück vielfach — zum Beispiel beim Infarkt — noch bevor man sich der Notlage überhaupt bewußt geworden ist.

Eine, zwei, drei, vier, sechs Tassen Kaffee im Tag. Ein Whisky, den man sich gestattet, weil er «gut ist für das Herz und der Gefäßerweiterung dient. Der Arzt hat ihn ja erlaubt.» Kann es überhaupt solch sorglose Ärzte geben? Die Scotchs mehren sich, ebenso die gerauchten Zigaretten. Es gibt Menschen, die konsumieren die Droge Schwarztee mit dem Argument, daß sie weniger gefährlich sei. Gar mancher versagt sich überhaupt nichts und nimmt fröhlich tagtäglich all die Gifte ein, die ihm zur Verfügung stehen.

Das sympathische Nervensystem, das auf diese Weise einmal, zehnmal, ja hundertmal am Tage aufgepeitscht wird, rächt sich eines Tages bitter: psychische und organische Krankheiten sind der Preis, den man bezahlt.

Dabei muß man in Betracht ziehen, daß eine solche Stimulierung des neurovegetativen Systems, deren manche Menschen offenbar bedürfen — oder es wenigstens glauben —, ein Beweis für die Schwächen dieses Systems ist. Statt es künstlich anzuregen, wäre es weit klüger, dasselbe zu stärken, sein Gleichgewicht wiederherzustellen. Das System kann nämlich regeneriert werden, aber der Genuß von künstlichen Reizmitteln behindert die natürliche Wiederherstellung, die für das gesundheitliche Gleichgewicht erforderlich ist.

In der Bircher-Benner-Diätetik sind jegliche Reizstoffe verpönt, auch die relativ harmlosen, damit sich die regenerierende Wirkung des vagotonen Systems voll entfalten kann. Nur auf diese Weise kann ein optimales Zusammenspiel aller Funktionen des Organismus erreicht werden, was ihm ermöglicht, aus eigener Kraft alle Angriffe, Störungen, Unordnung und Unsicherheit, Gedächtnisschwäche usw. zu überwinden.

Eine solche kurzfristige Aufpeitschung, die letztlich so teuer zu stehen kommt, kann auch durch den Genuß von Bonbons, Schokolade und andern Schleckereien erreicht werden, durch Süßigkeiten, die den Blutzuckerspiegel drastisch erhöhen und Adrenalinstöße im Blutstrom produzieren und somit wie Dopingmittel wirken. Obschon weniger gefährlich als die eigentlichen Reizstoffe, haben sie, in großen Mengen konsumiert, einen schädlichen Einfluß auf die Leber, die Venen, das Herz und können Übergewicht und andere Ernährungskrankheiten heraufbeschwören.

Das Fleisch

Man vergißt sehr oft, daß in mancher Beziehung auch das Fleisch zu den Genußmitteln gezählt werden muß, und zwar infolge der kombinierten Reizwirkung des Eiweißüberschusses, des Harnsäurereichtums, seiner Extraktionssubstanzen, die man in der Bouillon findet, und der Röststoffe.

Ursprünglich stand auch bei meinem Vater Fleisch auf dem Speisezettel, doch je weiter er mit seinen Forschungen vorankam, um so seltener aß er davon, bis er schließlich ganz darauf verzichtete. Er zog uns Kinder ohne Fleisch auf, und es hat uns allen keineswegs geschadet. In meiner Umgebung war häufig die Rede von saftigen Braten oder von irgendwelchen besonders gelungenen Fleischgerichten. Ich fragte daher eines Tages meinen Vater, was es denn mit diesen leckeren Gerichten auf sich habe. Meinem Vater widerstrebte es, etwas zu verbieten; er zog es vor, den andern zu überzeugen. Verbotene Früchte besitzen stets eine besondere Anziehungskraft. Nur eine freiwillig gewählte Disziplin ist wirksam. Er brachte daher am nächsten Tag vor dem Mittagessen ein Paket mit nach Hause, das ein Stück rohes Fleisch enthielt. Ich war beim Anblick des roten, blutigen Fleisches ganz entsetzt. Konnte man so etwas essen? Mein Vater wachte selbst darüber, daß das Beefsteak nach allen Regeln der Kunst zubereitet wurde. Ich mußte davon kosten, und dieses Erlebnis zählt zu meinen unangenehmsten Erinnerungen.

Obschon Dr. Bircher-Benner in seinen Schock- oder Regimekuren den Genuß von Fleisch gänzlich untersagte, gestattete er ihn seinen Patienten üblicherweise, wobei er ihnen allerdings den Rat gab, nur wenig davon zu konsumieren als gelegentliche Ausnahme oder Beigabe.

Was Fische anbelangte, so war seine Haltung dieselbe wie beim Fleisch. Er empfahl, Fische nur in ganz frischem Zustand und daher an Orten zu essen, wo Fischfang betrieben wurde.

Da der Konsum von Fleisch für eine gesunde Ernährung keine besonderen Vorteile bietet — alle wichtigen Stoffe, die das Fleisch liefert, findet man auch in der Milch, im Getreide, in Trockenfrüchten und in den Pflanzen —, schloß er es aus seiner Diätetik aus. Seiner Ansicht nach überwogen die Nachteile wie Vergiftung und Überdosierung verschiedener Stoffe, die der Fleischkonsum heraufbeschwören kann, gegenüber den Vorteilen.

Doch wenn sein Verdikt hinsichtlich Fleischkonsums noch relativ elastisch blieb, so war es in bezug auf Innereien — Nieren und Leber — geradezu drakonisch. Das Herz als Muskelfleisch zählte er nicht dazu. Die Filterorgane sind reich an Harnsäure und Ausscheidungsstoffen aller Art, die eine Vergiftung zur Folge haben können. Sie sollten daher nicht gegessen werden.

Was hätte er wohl heute dazu gesagt, wo diese Organe zusätzlich noch einen Großteil der Hormone, Antibiotika und andere aus der Intensivfütterung stammende Giftstoffe filtern müssen und daher auch zurückbehalten?

Aber Dr. Bircher-Benner gestattete bei seinen Verordnungen auch Ausnahmen, sofern sie es wirklich blieben. Er vertrat die Ansicht, daß «alles, was in der Ernährung ungesund ist, nur dann zu einem krankhaften Zustand führt, wenn eine solche ungesunde Kost zur Regel wird».

An der letzten FAO-Konferenz wurde dringend empfohlen, den Konsum von tierischem Eiweiß um die Hälfte einzuschränken. Dies bedeutet eine echte Revolution, und zwar diejenige, die Dr. Bircher-Benner schon vor bald hundert Jahren forderte.

Zu gleicher Zeit stellte Prof. Wendt die These auf, daß die infolge Überkonsums von tierischen Eiweißen entstehenden Gefäßablagerungen für die sogenannten Zivilisationskrankheiten verantwortlich gemacht werden müßten.

7
Die Lebensordnung

«Um von der Krankheit zu genesen, verfügen wir über das Leben.» Dieser Satz faßt die ganze Lehre Dr. Bircher-Benners zusammen. Obschon er sich die berühmte These Katases «Die Ernährung ist die souveräne Herrscherin über Leben und Gesundheit» zu eigen gemacht hat, ist die von ihm entdeckte Rohkosttherapie nicht das einzige Kampfmittel Dr. Bircher-Benners. Er macht sich auch andere Kraftquellen zunutze: Luft, Sonne und Wasser.

Luft

Überrascht liest der Patient am Schluß des Rezeptes, das ihm mein Vater verordnet hat: Luftbad. Diese Vorschrift bedarf einer Erklärung, und mein Vater erläutert: «Tag für Tag vermag nur die Haut Ihres Gesichts und Ihrer Hände zu atmen. Der Körper wird ständig an einer lebenswichtigen Funktion gehindert: der Atmung durch seine Poren.»

Er empfiehlt dem Patienten, so oft wie möglich im Badeanzug ein Luftbad zu nehmen, sei es am Schatten, wenn die Temperatur es erlaubt, sei es in freier Natur, im Walde oder am offenen Fenster, falls man nicht mitten in der Stadt wohnt. Eine halbe oder auch nur eine

Viertelstunde Gymnastik, auf die ein zehnminütiges Luftbad folgt, wirkt sich wunderbar anregend aus. Solche Luftbäder, die bis zu einer Stunde ausgedehnt werden können, sind nach Ansicht des Arztes sehr heilsam für die Haut, das Herz, die Blutzirkulation und den ganzen Atmungsapparat. Man muß die Luft innerlich und äußerlich zirkulieren lassen. Man muß atmen lernen. Gibt es ein besseres Mittel, um seine Lungen zu entlüften, den Herzrhythmus zu regulieren, das neurovegetative System wieder ins Gleichgewicht zu bringen? Zugleich Gehirn und Lungen zu entlasten, ist sehr gesund. Man kann nicht denken, während der gesamte Organismus durch den Atmungsvorgang beansprucht wird. Andernfalls atmet man nicht richtig. Man muß richtig atmen lernen, weil dies ein wichtiger Faktor für eine gute Gesundheit ist.

Sonne — Heliotherapie

Dr. Bircher-Benner sucht und findet den Kontakt mit der Natur auf vielfältige Weise. Zu einer Zeit, wo man sich nur ungern der Sonne aussetzt, mißt er deren Einfluß, für die sich einige fortschrittliche Ärzte zu interessieren beginnen, große Bedeutung zu. Er ist sich darüber klar, daß die wärmenden Sonnenstrahlen auf die Gewebe verschiedenartige Wirkungen ausüben: bakterientötende, lösende, heilende, schmerzlindernde und anregende (Vermehrung der roten Blutkörperchen). Unkontrollierte und allzu ausgedehnte Sonnenbäder sind schädlich und bewirken ausgetrocknete Haut, akute und chronische Hautleiden, Zirkulationsstörungen und Sonnenstich. Er pflegte damals schon die Sonnenbäder seiner Patienten strikte zu dosieren und nur ganz allmählich

von 10 Minuten bis zu einer Stunde auszudehnen, indem er sie progressiv täglich um 5 Minuten verlängerte.
Eine golden pigmentierte Haut, die weich und elastisch geblieben ist, beweist nach Ansicht meines Vaters, daß die Kur richtig durchgeführt worden ist und der Patient auf die ultravioletten Strahlen der Sonne richtig reagiert hat. Eine Haut, die die Sonne nicht verträgt, rötet sich allzu stark, was ihn stets beunruhigt hat. Eine solche Reaktion ist unter anderem ein Zeichen einer schlechten Blutzirkulation und eines übermäßigen Blutandrangs.

Er schreibt der trockenen Hitze der Sonne eine schmerzlindernde und heilende Wirkung zu, die bei rheumatischen und arthritischen Leiden günstig zu wirken vermag.
Aus diesem Grunde verordnet er den Patienten, die Sonnenbäder nicht ertragen, an deren Stelle Lichtbäder, die bei Vorhandensein einer ruhigen und entspannten Atmosphäre auch im Zimmer erfolgen können (siehe Wörterverzeichnis Seite 233).

Wasser — Hydrotherapie

Wasser, das dritte Element, dient in der Bircher-Benner-Therapie ebenfalls als unentbehrliche Arznei.
Die Art und Weise, wie Dr. Bircher-Benner es anwendet, verwandelt es in ein wahres Wundermittel.
Eines Tages, lange bevor die Antibiotika entdeckt worden sind, sucht mich eine Freundin auf. Völlig außer sich, berichtet sie mir schluchzend, ihr kleiner Bruder sei schwer erkrankt, er habe auf der Oberlippe einen Furunkel, und nun habe die Infektion bereits auf das Gesicht

übergegriffen. Der Arzt habe erklärt — so glaubte ich ihrem Geschluchze entnehmen zu können —, er könne nichts mehr für ihn tun.

Höchst bestürzt eile ich zu meinem Vater und erzähle ihm die ganze Geschichte. Rasch entschlossen — diese sofortige Aktionsbereitschaft war einer seiner stärksten Trümpfe im Kampf gegen die Krankheit — steht er auf und fährt zusammen mit mir und meiner Freundin zu dem kranken Kind. Einige Minuten später steht er am Krankenbett des Knaben, dessen Gesicht entzündet und geschwollen und dessen Augen halb geschlossen sind. Von 40° Fieber geschwächt, hat der kleine Patient nicht einmal mehr die Kraft zu wimmern. Später gesteht mir mein Vater, er habe das Kind einen Augenblick lang wirklich verloren geglaubt.

Er beugt sich über den Jungen, nimmt den glühendheißen kleinen Körper auf die Arme und fragt nach dem Badezimmer. Die Mutter des Kindes führt ihn hin. Mein Vater dreht den Kaltwasserhahn auf und läßt eine Minute lang einen vollen, aber sanften Wasserstrahl über den Furunkel rinnen.

«Das müssen sie nun allstündlich tun, und zwar eine Minute, nicht mehr und nicht weniger.»

Ein wenig Wasser, um ein Kind zu retten, das die Medizin bereits aufgegeben hat, wer könnte dies glauben? Aber niemand vermag der Überzeugungskraft, der Autorität meines Vaters zu widerstehen. Am nächsten Tag ist der kleine Junge außer Gefahr und nach einigen Tagen völlig geheilt.

Kalte Duschen haben eine heilsame Wirkung auf alle Entzündungserscheinungen wie zum Beispiel Mastoiditis, Phlebitis usw. Der Körper reagiert auf kaltes Wasser durch

1. Zusammenziehen der Gefäße und der Kapillaren
2. Ausdehnung

Diese aufeinanderfolgenden Reaktionen — Kontraktion und Ausdehnung — fördern die Blutzirkulation. Dadurch gelangt eine größere Anzahl Leukozyten, die die Giftstoffe bekämpfen und vernichten, an den Entzündungsherd. Es ist demnach ein ganz natürlicher Vorgang, der das Kind gerettet hat.

Ein ebenso spektakulärer, vielleicht noch erstaunlicherer Fall — eine der ersten Hydrotherapien, die mein Vater anwandte — ist der folgende Fall: Etwa im Jahre 1935 verbringt eine befreundete elsässische Familie ihre Ferien in einem abgelegenen, von der Stadt weit entfernten Landhaus. Eines Tages klagt eines der fünf Kinder beim Aufstehen über Kopfschmerzen. Die Mutter mißt den Beschwerden des Jungen zunächst keine besondere Bedeutung zu. Doch im Laufe des Tages verschlimmern sich die Schmerzen, und am Abend zeigt das Kind Lähmungssymptome. Die Mutter denkt unwillkürlich an Kinderlähmung. Zu jener Zeit gab es dagegen noch keinen Impfstoff.

Die Frau verfügt weder über einen Wagen noch über ein Telefon. Zürich ist über 50 km entfernt. Was tun? Gegen diese Krankheit muß man rasch handeln, sehr rasch etwas unternehmen. Das Kind wimmert und klagt über ein Erstickungsgefühl. Sie zögert nicht länger und tut das einzige, was ihr um diese Zeit, um 11 Uhr nachts, übrigbleibt. Sie nimmt ein Leintuch und taucht es in kaltes Wasser, wickelt den kleinen Körper darin ein und deckt ihn mit einer Wolldecke zu, dann bereitet sie ein zweites Leintuch vor. Sobald sich das erste erwärmt hat, wechselt sie es gegen das zweite aus. Die ganze Nacht kämpft sie auf diese Weise. Am nächsten Morgen scheint ihr, es sei eine leichte Besserung eingetreten. Nach 48 Stunden ist sie völlig erschöpft und zweifelt daran, ob sie richtig gehandelt habe.

In der Nacht des dritten Tages bewegt ihr bis dahin unbeweglich daliegendes Kind zuerst leicht einen Arm, dann ein Bein. Sie mißt die Temperatur und stellt fest, daß das Fieber gesunken und das Kind gerettet ist. Da sie gemäß den Lehren meines Vaters aufgewachsen ist, hat sie sich an seinen Rat erinnert: «Wenn ein Kind starkes Fieber hat und die Symptome einer Lähmung auftreten, so darf man nicht zuwarten, sondern muß ihm sofort kalte Umschläge machen» (siehe Wörterverzeichnis, Seite 233).

Ich lasse meine Kusine, Dr. med. Dagmar Liechti-von Brasch erzählen:

«Ich war damals 24 Jahre alt und befand mich im zweiten Jahr meines Medizinstudiums. Obwohl ich mich einer ausgezeichneten Gesundheit erfreute, litt ich plötzlich an einer partialen Gesichtslähmung, wohl als Folge einer Virusinfektion. Da die linke Seite meines Gesichts befallen war, konnte ich das linke Auge nicht mehr schließen. Es blieb offen. Ein Teil meiner Zunge war gefühllos geworden, und ich hatte die Hälfte meines Geschmacksempfindens eingebüßt. Meine erste Reaktion war lachen, ich sah so komisch aus. Am dritten Tag war mir jedoch das Lachen vergangen. Die Lähmung schritt weiter fort und begann auch die rechte Seite zu erfassen. Ich sah schrecklich aus. Mein erster Gedanke galt meinem lieben Onkel, den wir alle respektierten, aber auch fürchteten. Es war mir deshalb zuwider, ihn wegen einer persönlichen Sache zu stören. Ich konsultierte unseren Professor für Hals-, Nasen- und Ohrenkrankheiten, Dr. V., und bat ihn um Rat. Er untersuchte mich gründlich: Geschmack, Geruch, Gesichtsmotorik. Als er sich anschließend die Hände wusch, meinte er lakonisch:

«Ich bedaure, liebe Kollegin, Ihnen eine so böse Prognose stellen zu müssen. Aber bei dieser Art von Gesichtslähmung besteht die Gefahr, daß sie chronisch wird, da der Gesichtsnerv irreversiblen Schaden nimmt. Im günstigsten Fall kann sich in etwa sechs Wochen eine leichte Besserung ergeben. Aber ich fürchte, Sie werden sich daran gewöhnen müssen, mit einer teilweisen Gesichtslähmung zu leben. Alles, was Sie machen können», fügte er nicht ohne Humor hinzu, «ist, sich vor einer neuerlichen Erkältung zu hüten.»

Ich war entsetzt und betrachtete mich mit Schrecken im Spiegel. Welches Leben stand mir mit einem solchen Gesicht bevor? Nun suchte ich sofort meinen Onkel auf.

Auch er untersuchte mich eingehend. Aber nicht nur das Gesicht, sondern meinen ganzen Körper, die Haut, die allgemeinen Reflexe, Temperatur, Spannung, Blutzusammensetzung usw. Indem er mich mit seinen eisblauen Augen fixierte, sagte er:

«Du wirst wieder gesund, aber du mußt eine eiserne Disziplin einhalten. Du wirst all deine Energie brauchen.»

Seine Verordnungen: 2 Wochen Bettruhe, Diät: ausschließlich Rohkost, täglich 1 Stunde schwitzen, Prießnitzwickel, elektrogalvanische Behandlung des kranken Gesichtsnervs, keine Besuche, Sprechen nur im Notfall, ruhig bleiben, nicht viel denken ...

Rohes Gemüse nur auf der rechten Seite zu kauen war schmerzhaft. Das Schwitzen, dem ein naßkalter Wickel folgte, unangenehm. Und wenn ich endlich entspannt in einen Halbschlaf fiel, galvanisierte man mir den Nerv!

Am 4. Tag spürte ich die Muskeln der linken Seite wieder, wenn auch nur leicht. Meine Zunge begann den Geschmack gewisser aromatischer Pflanzen wieder zu empfinden, und mein linkes Auge ließ sich wieder schließen. Ich hätte vor Freude weinen mögen.

Am 7. Tag war die volle Beweglichkeit meines Gesichts wiederhergestellt. Ich fuhr noch eine weitere

Woche mit der Behandlung fort und nahm dann mein normales Leben wieder auf. Was soll ich schon vom Erstaunen meiner Kommilitonen berichten? Schief und krumm hatte ich sie verlassen und kam völlig normal wieder zurück.»

So phantastisch sich diese Kur auch auswirkte, die Behandlung hatte nichts von einem Wunder an sich.

Die Ursachen einer Gesichtsnervlähmung können verschiedener Natur sein: Kinderlähmung, Virusinfektion oder eine Erkältung, bei der der Kanal anschwillt, in dem sich der Gesichtsnerv befindet. Dadurch wird dieser eingeklemmt. Das war der Fall bei meiner Kusine. Leider besteht große Gefahr, daß ein derart eingeklemmter Nerv irreversible Verletzungen erleidet. Prof. V. hatte den Schaden bereits so diagnostiziert und darum auch nichts mehr unternommen. Dr. Bircher-Benner weigerte sich aber stets aus tiefster Überzeugung, etwas als irreversibel anzuerkennen. Sein Glaube an die Natur war absolut und entsprach dem alten leicht vereinfachenden Sprichwort: Solange Leben existiert, besteht Hoffnung.

Im vorliegenden Fall wandte er eine strenge Rohkost an, die an allen Fronten gleichzeitig angriff:

a) Die salzfreie Rohkost enhält wenig Eiweiß, ist reich an Kalium und hilft so, die Schwellung abzubauen.

b) Die darin enthaltenen Vitamine B und C erhöhen den Widerstand gegen die Viren.

c) Das Schwitzen fördert gleichzeitig das Ausscheiden der Gifte und läßt die Temperatur ansteigen. Dadurch schafft es eine wirksame Abwehrreaktion.

d) Galvanisierung: Interstitielle Elektrolyse wirkt auf den Muskel und den Nerv und erzeugt künstliche Bewegungen.

e) Die Wickel sichern eine bessere Ausschwemmung und regen so den ganzen Kreislauf an, entspannen und entkrampfen Muskeln und Nerven. Ihre beruhigende Wirkung ist sehr wichtig bei Leiden, wo die Nerven eine große Rolle spielen.

Aber für die Nichte Dr. Bircher-Benners sollten die Folgen dieser Kur weit über den medizinischen Erfolg hinausgehende Wirkungen haben. Sie berichtet: «Während der darauffolgenden Jahre litt ich niemals an einem Schnupfen oder einer Grippe und erfreute mich einer außerordentlich guten Gesundheit. Dazu war ich auch um ein bedeutendes seelisches und emotionelles Erlebnis reicher und mir wie nie zuvor der heilenden Kräfte der Natur bewußt geworden.»

Die Lebensordnung

Die Lehre und die Philosophie Max Bircher-Benners lassen sich auf die kurze und prägnante Formel bringen: «Die Lebensordnung respektieren, mit sich selbst in Harmonie sein.» Darin liegt für ihn die wesentlichste Voraussetzung für ein gesundes und glückliches Leben. Mir hat er immer wieder versichert: «Das Wertvollste einer Frau ist ihre Würde.» Meiner Kusine, die er an seiner Stelle zur Behandlung eines sehr berühmten Psychotherapeuten nach London beorderte und die deswegen gewisse Bedenken hatte, schrieb er: «Tue das, was Du für richtig hältst, und Du wirst es gut machen.» Und wenn sie einmal bei der Behandlung eines Patienten über die Wahl der Mittel im Zweifel war, riet er ihr: «Um jemanden zu heilen, muß zwischen Arzt, Patient und Gott eine harmonische Zusammenarbeit entstehen.»

Ich nenne diese einfachen Ratschläge, die er gerne erteilte, seine Weisheitspillen. Die tiefe Weisheit, die er besaß, war das Ergebnis seiner unermüdlichen Forschungsarbeit und seiner vielfältigen, weit vorangetriebenen Studien. Unterhielt er nicht auch einen regen Briefwechsel mit Mahatma Gandhi? Für meinen Vater war diese Weisheit eine Philosophie, die er in der Respektierung der Lebensordnung sah, einer Ordnung, die ständig durchbrochen, eines Gleichgewichts, das kontinuierlich gestört wird. Da wir Menschen Teil dieser Ordnung sind, müssen wir in Harmonie mit ihr leben. Daraus erklärt sich, weshalb mein Vater Dingen Beachtung schenkt, die recht banal erscheinen mögen, es aber nicht sind. Für ihn war das Gehen beispielsweise weit mehr als eine körperliche Übung, um die Muskeln zu stärken und die Nerven zu beruhigen — so gut es als solche auch sein mag. Für ihn hat das Gehen noch andere hervorragende Wirkungen: Es begünstigt die Blutzirkulation, das Herz schlägt besser, die Arterien weiten sich aus, die Venen werden besser durchblutet, es wird mehr Sauerstoff aufgenommen und dadurch der ganze Atmungsapparat tiefgreifend entgiftet. Er hielt es für das beste Mittel des Menschen, mit der Natur in echte Berührung zu kommen, dieser Natur, außerhalb derer es kein Heil gibt.

Sich seiner Umwelt bewußt zu werden ist der erste Schritt in dieser Richtung. Die Natur bewundern, sie schätzen und lieben zu lernen, heißt der Weg, der zu ihr hinführt. Er ist vorgezeichnet, ihm zu folgen kann uns unser tiefes biologisches Gleichgewicht wiederfinden lassen. Der Lebensrhythmus des Mikrokosmos unseres Körpers, die alternierenden Perioden unseres Organismus, unserer endokrinen Drüsen, unseres Nervensystems, «alles wird durch eine Art biologisches Pendel reguliert», sagt mein Bruder Ralph Bircher.

Man begreift, daß dieser innere Rhythmus in stetiger Beziehung zum astronomischen Rhythmus der Sonne steht, zum Gravitationssystem unseres Planeten, zur abwechselnden Synchronisation von Tag und Nacht; daher auch der Grundsatz, den Tag nicht mit der Nacht zu vertauschen, den kosmischen Rhythmus nicht zu durchbrechen.

Dr. Bircher-Benner hat immer betont, daß die Stunden des Schlafes vor Mitternacht die heilsamsten seien. Diesem Umstand wurde in seiner Klinik strikte Rechnung getragen, was sich stets bewährt hat. Die Lebensordnung zu respektieren, sei es in der Ernährung, in der Verhaltensweise, in der Arbeit oder beim Vergnügen, nicht den Naturgesetzen zuwiderhandeln, sie nicht vergewaltigen, mit seiner eigenen Natur im Einklang stehen, das ist die Lebensphilosophie, die Dr. Max Bircher-Benner lehrte.

In seinem Arbeitszimmer mit den matten dunklen Holzmöbeln, den Wänden voller Bücherregale arbeitet mein Vater mit dem Rücken zum großen Fenster, das den Blick auf den tiefverschneiten Park freigibt. Hier schreibt er seine Beiträge, Bücher und Briefe, vielleicht gerade den letzten an seinen Freund Mahatma Gandhi. Er revidiert, vervollständigt und korrigiert seine Notizen. Nun nimmt er seinen Kneifer ab und reinigt ihn sorgfältig mit dem Taschentuch aus feinem Linnen. Der Blick seiner blauen Augen ist abwesend, er geht nach innen: Er weiß sich todkrank. Seinem Scharfsinn bleibt nichts verborgen, nichts vermag ihn zu täuschen, weder seine Kollegen noch die Krankheit — seine alte, dem Tod so wohlgefällige Feindin.

Seine Zeit ist erfüllt, aber sein Werk ist es noch nicht. Doch auch wenn er hundert Jahre alt würde oder noch mehr — könnte er es je vollenden?

Sein Bart, der den obern Teil der Krawatte verbirgt, ist schlohweiß, seine hagere Stirn scheint noch höher geworden zu sein. Die tiefen Augenhöhlen lassen die Knochen durch die dünne Haut durchschimmern.

Er seufzt, nicht weil er von diesem Leben Abschied nehmen muß. Das ist unumgänglich, und er hat sich seit langem darauf vorbereitet. Nein, weil er den Weg, den er nicht müde wird zu gehen, nicht weiterverfolgen kann. Er seufzt, weil er wohl seinen durch die Frühgeburt schwachen Körper zu einem starken und widerstandsfähigen Instrument machen konnte, aber gegen die Schwächen seines Herzens machtlos gewesen war. Hätte er sein Herz vielleicht schonen sollen? Das wäre ja ein Nachgeben gewesen, und um seine Aufgabe zu erfüllen, hat er Kraft gebraucht. Hätte er damit gegeizt, wäre zumindest ein Teil seines Werkes nicht verwirklicht worden. Dies war völlig undenkbar.

Ein anderer hätte sich ins Bett gelegt. Er entschloß sich aufzubleiben. Erst in den letzten Wochen seines Lebens warf ihn eine schwere Krise aufs Krankenlager. Ich, Ruth, die seinem Herzen immer besonders nahegestanden hat, besuche ihn tagtäglich. Meine Kusine und seine Schülerin Dr. Dagmar Liechti, von welcher er so sehr hoffte, sie möge sich seinem Werk in Zukunft widmen, pflegt ihn. Sein Leben ist erfüllt: meine Brüder sind Ärzte geworden, einer Nationalökonom und Schriftsteller. Meine Schwestern und ich haben geheiratet. Meine Mutter umsorgt ihn aufmerksam und liebevoll. So ist alles wohlgeordnet. Ein wohltuender Friede umfängt ihn. Seine Aufgabe als Mensch hat er erfüllt. Nur sein Werk als Arzt bleibt unvollendet — andere führen es bereits fort...

Er hat seinen Kneifer wieder aufgesetzt und seine Feder wieder zur Hand genommen. Wie viele Wochen oder Tage verbleiben ihm noch, um das Buch, an dem er schreibt, zu vollenden, ein Werk über die Ernährungs- und Lebensgewohnheiten und die physische Widerstandskraft der Hunsa, die der lebende Beweis für die

Richtigkeit und die überragende Bedeutung seiner Theorien sind.[1]

Am 24. Januar 1939 diktiert er, im Bett liegend, seiner Sekretärin die letzten Seiten seines Buches. Das Wort «Schluß» erhält einen doppelten Sinn. Es ist das letzte, was mein Vater, Dr. Max Bircher-Benner, aussprechen wird. Er ist 72 Jahre alt.

Ein Mann ist gestorben. Sein Werk aber lebt.

[1] Seit jener Zeit ist die Zivilisation auch bis zu ihnen vorgedrungen, und sie leiden an den gleichen Krankheiten wie wir.

Heilen

8
Gesundheit bei Tisch

Wer sich entschließt, die diätetischen Vorschriften Dr. Bircher-Benners zu befolgen, lädt die Gesundheit zu Tisch. Um daraus echten Gewinn zu ziehen, vermehrtes Wohlbefinden, vermehrte Lebenslust, gilt es, einige elementare Grundsätze zu beachten.

Eine strikte Regelung

Man kann nicht einfach eine Rohkostplatte, eine Schüssel voll Müesli oder Getreidebrei und eine Scheibe Schwarzbrot auf den Tisch stellen, man muß diese Mahlzeit ordnen. Die Reihenfolge der Speisen ist sehr wichtig: man kann nicht irgend etwas irgendwie essen.

Die Wirkung der Rohkost erhöht sich, wenn sie den Beginn der Mahlzeit bildet, und zwar infolge eines interessanten Phänomens: der Verdauungsleukozytose. Man hat festgestellt, daß es zu einer Ansammlung von weißen Blutkörperchern in den Darmwänden kommt, sobald der erste Bissen einer gekochten oder sonstwie denaturierten Nahrung geschluckt wird. Dieser Vorgang dauert eine bis eineinhalb Stunden. Es handelt sich bei diesem Aufgebot an Leukozyten um einen Abwehrmechanismus. Man kennt die Funktion der weißen Blutkörperchen: Kampf gegen Infektionen. Dieser Prozeß gilt als durchaus normal. Überraschenderweise unterbleibt er, wenn die Mahlzeit — zumindest zu Beginn — aus Rohkost besteht, als ob dieselbe der Gegenwart der Leukozyten nicht bedürfe. In Berücksichtigung dieses Phänomens, in Verbindung mit andern chemischen Vorgängen, und zwecks Schonung der weißen Blutkörperchen empfiehlt Dr. Bircher-Benner, die Mahlzeit mit einer frischen Frucht, gefolgt von grünem Salat, zu beginnen.

Das grüne Blatt und die ganze Pflanze

Warum muß grüner Salat folgen?

Wenn das Blut eine besondere Flüssigkeit ist, so läßt sich das grüne Blatt in gewisser Weise damit vergleichen: Die roten Körperchen, denen das Blut seine Farbe verdankt, haben fast dieselbe Molekularstruktur wie die grünen Körperchen, die das Blatt färben. Diese Analogie darf nicht außer acht gelassen werden. Nebst dem Chlorophyll (siehe Seite 85) enthält das grüne Blatt Vitamine und Mineralstoffe in solch reichem Maße, daß ihm Priorität gebührt. Vergessen wir nicht, daß auch die Schulmedizin bei Geschwüren der Magenschleimhaut empfiehlt, die Mahlzeit mit Grüngemüse zu beginnen.

Prof. W. Schuphan[1], eine Autorität auf diesem Gebiet, bestätigt, «daß das grüne Blatt unter anderem qualitativ und quantitativ fundamentale Nährstoffe für Mensch und Tier enthält».

Diese Tatsache wird heute allgemein anerkannt. Grüngemüse kann deshalb wertvoller sein als alles an-

[1] von der Universität von Mayence

dere. Grüne Broccoli enthalten 7 % Rohproteine, d. h. so viele wie ein ganzes Ei. Der Kohl zählt ganz allgemein zu den privilegierten Gemüsen. Dank seiner Vielfalt bietet er eine ganze Palette an Vitalstoffen. Seine grünen Blätter besitzen einen besonders hohen Gehalt an Vitamin und Provitamin A. Kohl gibt es in allen Variationen: Grünkohl, Rosenkohl, Wirsing, Blumenkohl, Blaukohl usw.

Ein Gemüse, das man hierzulande noch relativ wenig kennt, ist der Chinakohl, der einige besondere Tugenden aufweist. Sein Eiweiß hat eine sehr hohe biologische Wertigkeit, und sein Gehalt an Mineralsalzen und Vitaminen ist sehr hoch. So wird bei gewissen chinesischen Diäten ein Eiweißgehalt erreicht, der eine ausschließlich vegetarische Ernährung erlaubt. Man darf dabei allerdings nicht vergessen, daß eine solche Diät nur genügt, wenn bei jeder Mahlzeit eine Auswahl verschiedenster Gemüse angeboten wird.

Es ist überflüssig, sich über die Wahl der Gemüse, die täglich auf den Tisch kommen, den Kopf zu zerbrechen. Man kann eine einfache Regel befolgen: Man stelle sich in Gedanken die ganze Pflanze vor, mit Blättern, Stiel, Frucht und Wurzel. Das soll natürlich nicht besagen, daß man beispielsweise die Rübchen samt Blättern kauen soll, sondern vielmehr, daß eine Mahlzeit alle vier Elemente enthalten soll. Beispiel: Wurzel: Rübchen; Blätter und Stiel: wilde Artischocken, grüner Salat; Früchte: Tomaten oder andere Früchte der betreffenden Jahreszeit. Auf diese Weise nimmt man alle für das gesundheitliche Gleichgewicht notwendigen Vitamine und Mineralstoffe auf.

Eine weitere Empfehlung: Eine Mahlzeit soll höchstens drei verschiedene Rohkostplatten aufweisen, damit keine Überfülle entsteht.

Wie beginnt man die Kur?

Sich für die Bircher-Benner-Ernährungsweise entscheiden bedeutet Verzicht auf jahrzehntelange Eßgewohnheiten, auf manch liebgewordene Gaumenfreude. Eine solche Umstellung erfordert daher eine gewisse psychologische Vorbereitung. Wer sich zu einem solchen Schritt entschließt, beabsichtigt ja nicht, ins Kloster einzutreten und auf alles zu verzichten.

Das wäre kein guter Anfang und könnte zu einem Mißerfolg führen. Man soll nicht gleich all seine alten Eßgewohnheiten definitiv über Bord werfen, sondern sich zunächst einmal mit einer Entschlackungskur begnügen (siehe Entgiftung, Seite 188). Ohne ärztlichen Rat darf man nie mit einer strengen Kur beginnen, vor allem nicht im Falle einer ernstlichen Erkrankung.

Der Versuch muß unter günstigen Zeit-, Ort- und Motivationsbedingungen gestartet werden, insbesondere aber mit dem festen Vorsatz, das Programm eine bestimmte Anzahl Tage, im Minimum zwei Wochen oder noch besser drei Wochen lang strikte einzuhalten.

Man soll die Kur auch nicht aus einer negativen Grundhaltung heraus gleichsam in Kauf nehmen, etwa nach dem Motto: Probieren wir halt auch das einmal aus. Man muß voll und ganz dazustehen.

Je nach dem erzielten Resultat, d. h. den spürbaren seelischen und körperlichen Auswirkungen, kann dann ein entsprechender Entschluß gefaßt werden. Man nimmt sich beispielsweise vor, die Kur jeweils bei Saisonbeginn zu wiederholen, wobei man die Gemüse und Früchte der jeweiligen Jahreszeit bevorzugt. Oder man kann diese Ernährungsweise zu einem festen Bestandteil des täglichen Speisezettels werden lassen, ohne auf alle früheren Eßgewohnheiten zu verzichten. In diesem Fall muß allerdings die Dosierung genau geprüft werden.

Wurstwaren, Innereien, erhitzte Fette, Saucen und denaturierte Nahrungsmittel (siehe Seite 99) sowie Reizmittel (siehe Seite 103) usw. sind ganz wegzulassen. Ist einmal eine gänzliche innere Umstellung erfolgt, wird man mit Freuden und ohne etwelche Konzessionen an die Vergangenheit zur Bircher-Diätetik überwechseln.

Richtig essen lernen

Wer sich nach den Grundsätzen der Bircher-Benner-Diät ernährt, muß keineswegs auf Tafelfreuden verzichten. Ganz im Gegenteil, er soll durchaus ein Feinschmecker bleiben und sich eines gutentwickelten Geschmacksinns rühmen. Was man ißt, muß einem auch munden — das ist sehr wichtig. Niemand soll sich zu Tisch begeben müssen, als ob es sich um eine unangenehme Pflichtübung handle. Die aufgetragenen Gerichte sollen Auge und Gaumen erfreuen, doch muß dieser angesichts neuer Geschmacksqualitäten zuerst lernen, solche Eigenschaften zu schätzen. Je älter man wird, um so mehr ändert sich der Geschmack. Alkohol- und Tabakgenuß verfälschen das Geschmacksempfinden. Läßt man beispielsweise ein Kind Wein kosten, was allerdings besser unterbleibt, schneidet es eine Grimasse. Kinder lehnen Speisen mit einem starken, aufdringlichen und ungewohnten Geschmack intuitiv ab. Man bedarf eines regelrechten Trainings, um sich daran zu gewöhnen und daran Gefallen zu finden. Doch was man da erwirbt, müßte vielleicht eher als Geschmacksperversion denn als Geschmacksbildung bezeichnet werden.

Zu Beginn einer Kur findet man eine Küche ohne die gewohnten scharfen Gewürze fad, da einem die feinen natürlichen Nuancen entgehen. Dies um so mehr, als wir gewohnt sind, fast alles ohne zu kauen achtlos hinunterzuschlingen. Dadurch geben wir dem Gaumen keine Gelegenheit, den Geschmack der Speisen zu prüfen.

Gründliches Kauen

Muß man daran erinnern, daß der Mund das erste Organ ist, das beim Essen mit der Nahrung in Berührung kommt, daß er den Verdauungsprozeß einleitet und bestimmt? Mit Hilfe der Zähne, der Speicheldrüsen und Geschmacksknospen bereitet er die Verdauungsfunktion vor. Diese wird beeinträchtigt, wenn die Nahrung schlecht und ungenügend eingespeichelt und gekaut in den Magen gelangt. Zahlreichen Magenleiden und Darmstörungen liegt keine andere Ursache zugrunde.

Wie soll denn die Nahrung beim raschen Hinunterschlucken überhaupt ein Geschmacksempfinden auslösen, wenn sie nicht auf künstliche Weise heftig nachgewürzt wurde? Man läßt ja den Geschmacksknospen vielmals kaum Zeit, den notwendigen Reflex für die Absonderung der Magensäfte auszulösen. Daraus ergeben sich die verschiedensten Beschwerden.

Den Auftakt zu einer bekömmlichen Mahlzeit bildet die «Mundprobe». Dr. Bircher-Benner lehrte, daß es sich bei dieser ersten Kontaktnahme um einen entscheidenden, ja lebenswichtigen Akt handle, den man mit einer gewissen Selbstachtung vollziehen müsse. Man soll sich beim Essen Zeit lassen und das, was man ißt, auch genießen. Dabei wird mancher überrascht feststellen, daß Früchte, rohes Gemüse, grüne Salatblätter und Getreide einen vielfältigen Geschmacksreichtum aufweisen, der jeden Feinschmecker zu entzücken vermag.

Langsam essen ist aber noch in anderer Beziehung von Vorteil: Es bewahrt uns vor Überkonsum. Das

Übermaß an Nahrung, das wir unserem Organismus täglich zumuten, ist eine Belastung für diesen. Es zwingt ihn, zusätzliche Energien aufzubringen. Max Bircher-Benner hat in diesem Zusammenhang ausdrücklich betont: «Jedes Zuviel an Nahrung schwächt. Es stärkt nicht, wie oft angenommen wird. Es ist der Gesundheit in keiner Weise förderlich, beeinträchtigt sie vielmehr. Wenn unsere Gesundheit auch einer Fülle an Vitalstoffen wie Vitaminen und Mineralien bedarf, so genügt andererseits eine relativ geringe Menge an Kalorien.

Nicht die Quantität, sondern die Qualität der Lebensmittel ist ausschlaggebend für den Nährwert. Ein Übermaß an Nahrung ist eine der größten Gefahren, denen wir unsern Organismus aussetzen.

Neuere Forschungen haben die Auffassung widerlegt, daß der Mensch sich von der Wiege bis zur Bahre mit Nahrung vollstopfen muß, um stark und gesund zu sein, und daß er bereits an Unterernährung leide, wenn er sich nicht überißt.

Ein amerikanischer Spezialist, Clive McCay, führte ein interessantes Tierexperiment durch. Er ernährte die eine Gruppe der Versuchstiere mit einer Nahrungsmenge, die leicht unter deren Aufnahmemöglichkeit lag, so daß diese Tiere konstant ein leichtes Hungergefühl verspürten. Hinsichtlich Qualität war das Futter sorgfältig zusammengestellt: Getreide und verschiedene Grünfutter. Der andern Gruppe stand, im Gegensatz zur ersteren, Nahrung in Hülle und Fülle zur Verfügung, so daß die Tiere nach Herzenslust drauflosfressen konnten. Ergebnis: für die erste, auf spärliche Rationen festgelegte Gruppe:

a) Altersbeschwerden, von denen üblicherweise auch die Tiere nicht verschont bleiben, verschwanden.

b) Die durchschnittliche Lebensdauer der Tiere erhöhte sich wesentlich.

c) Die Tiere blieben lebhaft und waren in ausgezeichneter psychischer Verfassung.

Der zweiten Gruppe widerfuhr genau das gegenteilige Schicksal.

Es waren jedoch ein japanischer Arzt und dessen Frau, die das wohl aufschlußreichste Experiment unternahmen. Die beiden bemaßen den Kaloriengehalt ihrer Tagesrationen nach demjenigen der Konzentrationslager und verpflegten sich ausschließlich mit Rohkost, Früchten und Getreide. Sie konnten dabei ohne irgendwelches Hungergefühl oder Mißbehagen ihrer Arbeit nachgehen. Nach Ablauf von drei Monaten änderten sie — unter Beibehalt der gleichen Kalorienmenge — die Nahrungszusammenstellung. Sie aßen nun nach Art der traditionellen Küche. Das Risiko ernsthafter gesundheitlicher Störungen zwang sie, das Experiment nach einem Monat abzubrechen.

Die Einteilung der täglichen Verpflegungsrationen ist ebenfalls von entscheidender Bedeutung. Die Ernährungswissenschaftler betonen immer eingehender — selbst bei Abmagerungskuren — wie wichtig es sei, daß man nach 12 Stunden Fasten ein nahrhaftes Frühstück zu sich nimmt. Damit schließen sie sich den Ansichten Dr. Bircher-Benners an. Dann folgt die Mittagsmahlzeit, die den Kräfteaufwand des Morgens wieder wettmachen und denjenigen des Nachmittags vorbereiten soll. Folgt man dem natürlichen Lebensrhythmus, geht man abends früh zu Bett und braucht deshalb keine reichhaltige Mahlzeit einzunehmen, deren Preis nur allzuoft Schlaflosigkeit darstellt.

Wer diese Regel beachtet, gewährleistet damit den Erfolg der Kur. Eine solche beschränkt sich ja nicht ausschließlich auf eine neuartige Nahrungswahl, sondern bedingt zugleich die Umstellung auf eine andere, mit den Gesetzen der Natur besser im Einklang stehende Lebensweise. Dabei gilt es zu beachten, daß Respektierung der Natur auch Respekt vor sich selbst bedeutet, indem man aufhört, sich gedankenlos selbst zu zerstören.

Richtige Auswahl und Zubereitung von Gemüsen und Früchten

Es wäre ideal, wenn jeder seinen eigenen Garten hätte! Falls Sie zu diesen Privilegierten gehören, benützen Sie ihn, um darin Ihr eigenes Gemüse zu ziehen, und zwar wie in alten Zeiten ganz ohne Kunstdünger, chemische Schneckengifte und andere giftige Schädlingsbekämpfungsmittel. Das, was die kleinen Lebewesen so rasch vernichtet, tötet fast ebensosicher, wenn auch nur langsam, die großen.

Für den Stadtbewohner ist der Gemüsegarten meist ein unerschwinglicher Luxus. Er muß sich daher den Händler suchen, der ihm möglichst frische und gesunde Produkte liefert. Wer eine strenge Rohkostdiät befolgt, sollte nicht zögern, diejenigen Gemüse und Früchte zu wählen, die — übrigens fälschlicherweise — die Bezeichnung «biologisch» tragen. Da sie nach der Art unserer Vorfahren gezogen werden, sind sie zwar teurer als die anderen, aber ihr Geschmack und ihr Nährwert sind wirklich besser.

Wenn Sie nicht alles im Reformhaus oder in einer Reformabteilung einkaufen, so besorgen Sie sich zumindest die Gemüse, die unter der Erde wachsen, in solchen Geschäften: Kartoffeln, Karotten, Knollengewächse usw.

Pflanzenteile, die Luft und Sonne ausgesetzt sind, entledigen sich leichter der verschiedenen chemischen Mittel. Diese setzen sich hingegen in den Wurzeln fest.

Die Auswahl   Frisches Gemüse muß fest sein und eine kräftige Farbe aufweisen. Gewisse Sorten müssen glänzen wie lackiert (zum Beispiel Auberginen und Gurken). Früchte sollen reif, aber nicht überreif sein.

Achtung: Mißtrauen Sie nichtsaisonalen Früchten, den Erdbeeren aus Kalifornien zur Weihnachtszeit, den Tomaten aus Holland oder von den Kanarischen Inseln. Gewächshausprodukte, die ohne Sonne und frische Luft gezogen werden, haben einen geringeren Nährwert. Mißtrauen Sie im allgemeinen auch den zu schönen und zu formvollendeten Früchten, so gut macht die Natur ihre Sache selten. Es ist tausendmal besser, den kleinen Apfel aus seinem Dorf zu essen als den großen Golden Delicious oder den Granny Smith aus Amerika.

Mißtrauen Sie auch Gemüsen und Früchten, die in Plastikhüllen verkauft werden, da diese nicht immer bedenkenlos sind. Eine Gurke, die mit solchen Verpackungen in Berührung gekommen ist, muß sorgfältig geschält werden, wodurch sie ihre wertvollsten Stoffe einbüßt.

Aufbewahrung   Auch wenn man die Gemüse in ganz frischem Zustand gekauft hat, soll man sie nicht fünf Tage in der Küche herumliegen lassen, bevor man sie ißt. Im Kühlschrank sind sie (bei $4-6°$ C) maximal 48 Stunden lagerfähig, wobei sie in Papier eingewickelt sein müssen, damit sie nicht austrocknen. Wer einen Garten hat, kann sie auch tiefkühlen, wobei man beachten muß, daß das Tiefkühlen für jedes Produkt variiert. Man muß also genau Bescheid wissen, sonst ißt man vielleicht drei Monate später vorzüglich mundendes Gemüse, das aber kaum mehr Nährwert besitzt.

Achtung: Das Tiefkühlen soll in korrekt beschrifteten Behältern (Produkt, Datum) erfolgen. Die Gemüse müssen gut gewaschen, in Scheiben oder kleine Stücke geschnitten und blanchiert werden, bevor man sie verpackt. Lassen Sie in jedem Behälter 2 cm Raum für die Ausdehnung. Warten Sie nicht länger als 100 Tage, bis sie die Tiefkühlprodukte essen.

Man vermeide, schon frühmorgens die Rohkost für den ganzen Tag zuzubereiten. Sobald die lebensfrischen Nahrungsmittel geschält, geraffelt oder sonstwie zerkleinert sind, werden sie das Opfer von Sauerstoff und Hitze. Geschälte Früchte und Gemüse können nur gekocht, in Sirup oder Bouillon, die sie vor der Luft schützen, aufbewahrt werden.

Achtung: Vergessen Sie nicht, daß man vorwiegend die an Karotin und Eiweißbausteinen reichen Grüngemüse (Salat, Kohl usw.) essen oder konservieren soll, weit mehr als die Weißgemüse, die kein Chlorophyll und keinen Geschmack haben.

Waschen Gemüse und Früchte, selbst die gesündesten und die im eigenen Garten gepflückten, weisen Mikroben auf. Darüber hinaus werden sie durch den Transport usw. verschmutzt. Sie können auch Würmer haben, die von bloßem Auge nicht sichtbar sind.

Man muß sie deshalb immer — hauptsächlich den Salat in Salzwasser waschen (eine Handvoll Meersalz auf 5 Liter Wasser). Wenn sie sehr schmutzig sind, fügt man dem Wasser $1/4$ Liter Essig oder einige Tropfen Zitronensaft bei (Zitronen- und Essigsäure haben eine starke bakterientötende Wirkung).

Achtung: Falls Sie in den Tropen oder Subtropen leben, müssen Sie noch zusätzliche vorbeugende Maßnahmen gegen die Amöben ergreifen:

- tauchen Sie die Gemüse in eine 5%ige Permanganatlösung,
- dann in eine Chlorkalklösung (5 g pro Liter Wasser),
- werfen Sie Knollengewächse und Gemüsefrüchte (wie Tomaten) für 10 Sekunden ins kochende Wasser.

Noch einen letzten Rat gegen Bakterien: Gemüse- und Fruchtsäften gebe man immer $^1/_5$ Zitronensaft bei.

Zubereitung Gesund, frisch und sauber müssen Ihre Gemüse zum Essen verleiten. Das bedingt eine harmonische Präsentation. Dabei spielen die Farben wie bei einem Blumenstrauß eine wichtige Rolle. Eine dem Auge wohlgefällige Gemüseplatte wirkt appetitanregend.
Verkochen Sie das Gemüse nie. Ein verschmortes Gericht hat seine Enzyme und Vitamine eingebüßt. Gemüse sollte nicht länger als 20 Minuten gekocht werden. Um seine Vitalstoffe zu schonen, dämpft man es am besten oder kocht es in einem Dampfkochtopf. *Und zwar so kurz wie möglich.*
Abgesehen von Fällen von Unverträglichkeit oder sehr empfindlichen Magenschleimhäuten sollten die Gerichte nicht zu Brei reduziert werden. Die Gemüse müssen fest, fast knackig sein. Schneiden Sie sie in ziemlich große Stücke, so daß sie gekaut werden müssen, da das Kauen — wie oben erwähnt — ein wichtiger Faktor für den Verdauungsvorgang ist. (Heute gilt es als ein Zeichen der guten Küche, wenn das Gemüse im Sinne der «nouvelle cuisine française» al dente, also knackfest, auf den Tisch gebracht wird. — Die Red.)
Achtung: Fügen Sie Ihren Gemüsen Petersilie, Minze, Schnittlauch, Basilikum, Kerbel und andere Küchengewürze bei. Diese verleihen den Speisen nicht nur Farbe und Geschmack, sondern enthalten meist auch noch Vit-

amine und Mineralsalze. Petersilie und Gartenkerbel sind besonders reich an Eisen (siehe Gewürze Seite 155).

Man soll nicht mehr als drei Gemüsesorten pro Mahlzeit servieren, sondern eher für Abwechslung bei den verschiedenen Menüs sorgen. Eine zu große Vielfalt auf einmal erschwert die Verdauung.

Zubereitung von Rohgemüsen und Salaten

Kopfsalat [1]	nicht zerkleinern
Schnittsalat	nicht zerkleinern
Lattich	1 cm große Streifen schneiden
Endivien	1 cm große Streifen schneiden
Feldsalat	nicht zerkleinern
Kresse	nicht zerkleinern
Spinat	$1/2$ cm große Streifen schneiden
Kohlsalate: Weißkraut, Sauerkraut Rosenkohl, Wirsing Chinesenkohl	hobeln, in feine Streifen schneiden
Tomaten	in Scheiben oder Würfel schneiden
Gurken	hobeln
Fenchel	mit Messer fein schneiden und mit Wiegemesser zerkleinern
Peperoni	feine Streifen schneiden
Rettich	hobeln oder raffeln
Radieschen	hobeln oder ganz lassen
Stangensellerie	fein schneiden
Zucchetti	hobeln, in Scheiben schneiden oder grob raffeln

[1] Reinigung und Zubereitung der Gemüse siehe Seite 135

Rübchen	fein raffeln
Sellerie	fein raffeln
Randen (Rote Beete)	fein oder grob raffeln
Blumenkohl	Röschen kurz abschneiden, Storzen raffeln
Chicorée oder Chicorino rosso	1 cm große Streifen schneiden
Topinambur	raffeln
Kohlrabi	hobeln und mit dem Wiegemesser zerkleinern oder raffeln
Rotkraut	hobeln oder fein schneiden

Gemischte Rohkost
  Chicorée und Tomatenschnitze
  Peperoni und Fenchel
  Fenchel, Chicorée und
  Tomatenschnitze
  Fenchel und Karotten
  Tomaten und Peperoni

Rohe gefüllte Tomaten
  mit Gurken
  mit Sellerie
  mit Blumenkohl
  mit Weißkohl

Ölsauce	Schnittlauch, Zwiebel
Ölsauce	Schnittlauch, Zwiebel
Ölsauce oder Mayonnaise	Basilikum, Majoran[1]
Ölsauce oder Mayonnaise	Schnittlauch, Zwiebel, Petersilie
Ölsauce oder Mayonnaise	Zwiebel
Ölsauce oder Mayonnaise	Zwiebel
Ölsauce oder Mayonnaise	Pfefferminze
Ölsauce oder Mayonnaise	Liebstöckel, Bohnenkraut, Thymian, Kümmel
Ölsauce oder Mayonnaise	Basilikum, Thymian, Dill
Ölsauce oder Mayonnaise	Dill
Ölsauce oder Mayonnaise	Zwiebel, Schnittlauch

[1] Schnittlauch, Petersilie und Zwiebel können mit Maß jedem Rohgemüse beigefügt werden.

Ölsauce oder Mayonnaise	Schnittlauch
Ölsauce oder Rahmsauce	Schnittlauch
Ölsauce oder Rahmsauce	Schnittlauch
Ölsauce oder Rahmsauce	Zwiebel, Schnittlauch
Ölsauce oder Mayonnaise	Dill, Basilikum
Rahmsauce oder Ölsauce	Majoran, Liebstöckel
Rahmsauce oder Ölsauce	Basilikum, Thymian
Rahmsauce oder Mayonnaise	Liebstöckel, Thymian, Kümmel
Rahmsauce oder Mayonnaise	Basilikum, Majoran, Walnüsse
Rahmsauce oder Ölsauce	Estragon, Majoran
Rahmsauce	Thymian, Melisse
Rahmsauce oder Ölsauce	Thymian, Liebstöckel
Rahmsauce oder Ölsauce	etwas geraffelte Äpfel, Kümmel, Liebstöckel

Ölsauce
Ölsauce
Mayonnaise
Rahmsauce
Ölsauce oder Mayonnaise

Ölsauce oder Mayonnaise
Rahmsauce
Rahmsauce
Mayonnaise

9
Nahrung für Feinschmecker
(Rezepte)

Eine Diät befolgen heißt nicht, auf alle Leckerbissen verzichten. Das Essen muß eine der Freuden des Lebens bleiben. In diesem Sinne möchten wir Ihnen die Bircher-Benner-Küche empfehlen.

Die nachstehend aufgeführten Rezepte sind nur als Beispiele gedacht, um Ihnen die Zubereitung von Gerichten zu erleichtern und Ihnen vor Augen zu führen, daß ein solcher Speisezettel durchaus eines Feinschmeckers würdig ist. Doch täuschen Sie sich nicht — es ist eine ganz neue Art von Küchenkunst![1]

[1] Rezepte aus dem «Bircher-Benner-Kochbuch», Bircher-Benner-Verlag, Zürich, und Bad Homburg v. d. H.

Rohkost (siehe Seite 137)

Salate

Selleriesalat

Man nehme:
- 1 Sellerieknollen von 500—600 g, schneide ihn in streichholzdünne Streifen
- 1 Eßl. Zitronensaft
- 6 grobgehackte Baumnüsse
- 1 geraffelter Apfel
- 1 Prise Salz

Mit eifreier Mayonnaise würzen, der Sie — sofern Sie Feinschmecker sind und Ihre Galle es erlaubt — 2 Eßl. Rahm beifügen.

Sauerkrautsalat

Sauerkraut wird gelockert und zerkleinert, mit einigen Kümmelkörnern (oder auch gemahlenem Kümmel), 3—4 zerkleinerten Wacholderbeeren, kleingeschnittener Zwiebel und einem in kleine Streifen geschnittenen Apfel vermischt. Man überträufelt es mit dem Saft einer Zitrone und 2 Eßl. Olivenöl. Als Ergänzung werden Ackersalat (Rapünzchen) und jede Rohkost von Wurzelgemüsen empfohlen.

Rotkrautsalat

Einen kleinen Rotkohl in feine Späne schneiden, mit üblicher Salatsauce anrichten, der Sie
$1/2$ geraffelten Apfel
eine gute Prise Kümmel und Selleriesalz
beigegeben haben.

Sauerkraut- und Kohlsalat

200 g Sauerkraut
200 g Rosenkohl
200 g Chinakohl (wo nicht erhältlich, durch Rotkohl ersetzen)
mit einer Joghurtsauce würzen, die wie folgt hergestellt wird:
3 Eßl. Joghurt
1 Teel. Zitronensaft
1 Teel. gehackte Petersilie
Dies ist ein erfrischender und sehr origineller Salat, der sehr fein schmeckt.

Salat aus rohem Kohl

In Salz- und Essigwasser waschen und in feine Streifen schneiden:
$^1/_4$ Weißkohl
1 Eßl. Zitronensaft
mit Kümmel würzen

Salat aus gekochtem Gemüse

Rüebli, Sellerie, Bohnen und Zucchetti schmecken auch als Salat hervorragend. Man würzt sie mit einer Vinaigrettesauce, die wie folgt hergestellt wird:
1 Eßl. kaltgepreßtes Olivenöl (oder sonst ein leichtverdauliches, kaltgepreßtes Pflanzenöl)
1 Teel. Zitronensaft
1 Gemisch aus gehackten Küchenkräutern

Zucchettisalat

Man nehme einen sehr festen Zucchetti und schneide ihn in dünne Scheiben (wie eine Gurke). Man würzt mit

einer eifreien Mayonnaise, die man wie folgt herstellt:
2 Eßl. Sojamehl
6 Eßl. Wasser
mischen, bis gut gebunden, dann tropfenweise unter
Schlagen (Schneebesen) beifügen:
4 Eßl. Öl
2 Eßl. Zitronensaft

Getreidespeisen

Getreidebrei

2 Eßl. Getreide (Weizen, Hafer, Roggen usw.) in 3 Eßl.
Wasser einweichen.
Nach 12 Stunden bei schwacher Hitze 10 Minuten ko-
chen.

Reis oder Gerstenbrei

(Beigabe zu Frucht- und Gemüsesäften im Verhältnis
1:3)
1 Teel. Reis oder Gerste in
2 dl Wasser
kalt einweichen und 5 Minuten unter ständigem Rühren
kochen.

Leinsamenbrei (bei Blasenentzündung)

1 Eßl. Leinsamen
2 dl Wasser
Leinsamen waschen, 20 Minuten im Wasser kochen lassen, Saft absieben.

Milchgrieß

50 g Grieß in ½ Liter kochende Milch einstreuen und mit Wasser verdünnen. Man kann auch Knoblauch und Lorbeer beifügen.
15 Minuten unter Rühren kochen.
1 Eßl. Zucker, 10 g Butter beifügen und mit Zimt überstreuen.

Polenta

1 Liter Salzwasser zum Sieden bringen, dann 150 g Maisgrieß einstreuen 20 — 40 Minuten (je nach Feinheit des Maises) leicht kochen lassen. Vor dem Servieren 2 Eßl. geriebenen Käse und 1 Eßl. Butter einrühren.

Müesli mit Mandelpüree

(siehe Grundrezept Seite 95)
Joghurt durch einen Eßl. Mandelpüree ersetzen.

Suppen

Gemüsebrühe

Entgegen der oft gehörten Behauptung, man könne nur aus Lauch, Rübchen und Mohrrüben, die ein wenig phantasiearm sind, Gemüsebrühe zubereiten, läßt sich eine solche aus allen Gemüsen herstellen. Allerdings soll man stets daran denken, daß diese Gemüse ganz, also nicht geschält, verwendet werden müssen.
Nehmen Sie:
1 halbierte Zwiebel (samt der braunen Haut)
2 Rübchen
1 kleinen Sellerie

$^1/_2$ Kohl
Mangoldblätter
2 Lauchstengel
1 Lorbeerblatt
1 Prise Basilikum
Gemüse in kleine Stücke schneiden, mit 2—3 Liter kaltem Wasser übergießen und während 2 Stunden auf kleinem Feuer kochen lassen, so daß die Mineralsalze und andere Vital- und Aromastoffe ins Wasser übertreten. Diese Bouillon kann zur Herstellung jeder Art von Suppe dienen. (Sie eignet sich auch zum Reiskochen usw.)

Kräutersuppe

1 Eßl. Mehl (oder Maizena, Marantamehl) in etwas kalter Milch auflösen und unter ständigem Rühren in $^1/_2$ Liter siedende Bouillon geben. Mit einer Mischung aus Basilikum, Estragon, Majoran, Schnittlauch, Petersilie und — wenn Sie wollen — einer Prise Muskatnuß oder Kümmel würzen. Sie können diese ausgezeichnete Suppe mit 50 g Butter oder Pflanzenmargarine anreichern.

Hafercremesuppe

6 Eßl. Haferflocken
1 Eßl. Vollmehl
in Pflanzenfett anrösten, dann beifügen:
1 Stück Sellerie
2 l Gemüsebrühe
1 Stunde kochen lassen und passieren, dann vor dem Servieren Schnittlauch und (bei Verträglichkeit) 3 Eßl. Rahm beifügen.

Grünkernsuppe

in 10 g Pflanzenfett anrösten:
1/2 gehackte Zwiebel
1/2 feingeschnittener Lauch
2 — 3 in feine Würfel geschnittene Sellerie beifügen und
mit dämpfen
80 g Grünkern (ganz oder geschrotet), die man 12 Stunden eingeweicht hat (siehe Seite 144)
2 l Gemüsebrühe
1 Prise Selleriesalz
Eine gute Stunde kochen lassen und servieren oder zunächst durch den Mixer passieren.

Minestrone

In 1 Eßl. Reform-Pflanzenfett anrösten:
1 Eßl. gehackte Zwiebel
1/2 Lauch, kleingeschnitten
1/4 Selleriewürfelchen
dann
1 Rübchen, in Würfelchen geschnitten
2 — 3 in Streifen geschnittene Kohlblätter
1 — 2 Kartoffeln, in Würfelchen geschnitten
einige Mangold- oder Spinatblätter
1 Handvoll vorgekochter Böhnchen
dazugeben und alles gut durchdämpfen.
(Die Gemüse können je nach Jahreszeit und Geschmack
zusammengestellt werden. Junger Zucchetti, gelber Kür-
bis anstelle der Kartoffeln oder zur Abwechslung je nach
Belieben auch Spitzen von wilden Spargeln, grüne Bohnen usw.)
dann kurz mit dämpfen:
2 reife Tomaten oder
1 Teel. verdünntes Tomatenpüree

und in 2 l Wasser zusammen mit Liebstöckel, Thymian oder anderen Kräutern und Salz eine Stunde lang bei geringer Hitze kochen.

15 Minuten lang 160 g Teigwaren oder Reis mitkochen und in eine Suppenschüssel mit 20 g Butter und 2 Eßl. geriebenem Käse anrichten.

Vor dem Servieren Petersilie (gehackt) darüberstreuen.

Gerichte

Sojahamburger

60 g Vollmehl
90 g Sojamehl
1 dl Wasser

Gut mischen und den Teig schlagen, bis er kleine Blasen wirft. Eine Stunde ruhenlassen. Kleine Kugeln formen, die man in siedende Gemüsebrühe gibt. Kochen lassen, bis sie obenauf schwimmen. Mit einem Sieb herausnehmen und mit wenig Butter, Margarine oder Rahm servieren.

Spinathamburger

Zusammenmischen, bis man einen glatten Teig hat:
60 g Vollmehl
20 g Sojamehl
1 dl Wasser
1 gute Handvoll gehackter Spinat

Mindestens eine Stunde ruhenlassen, dann kleine Kugeln formen, die man in siedendes Wasser oder — noch besser — in Gemüsebrühe gibt, bis sie obenauf schwimmen, dann mit einem Sieb herausnehmen.

Mit Tomatensauce, gebackenen Zwiebeln oder gehackter Petersilie servieren.

Blattspinat

1 Kilo Spinat erlesen, dicke Stiele entfernen und in Salzwasser waschen.
In 2 Eßl. Reform-Pflanzenfett goldgelb dünsten:
1 kleine gehackte Zwiebel
1 gehackte Knoblauchzehe
1 Prise Muskatnuß
Spinat zugeben und bei kleiner Flamme kochen lassen.
Über den angerichteten Spinat 1 Eßl. zerlassene Butter
und 1 Eßl. geriebenen Käse geben.

Erbsen auf französische Art

In 1½ Eßl. Reform-Pflanzenfett ½ Zwiebel dünsten,
dann 1 Salatkopf oder 1 Lattich, in feine Streifen geschnitten, mit dämpfen und
500 g enthülste frische Erbsen, Salz und 2 dl Gemüsebrühe dazugeben. Auf ganz kleinem Feuer dämpfen, bis
sie weich sind. Je nach Belieben mit Schnittlauch oder
Petersilie garnieren.

Karotten, geschmort

Während einer Stunde in einem halben Liter Gemüsebrühe kochen lassen.
750 g in Scheiben geschnittene Karotten, denen man
1 Eßl. Puderzucker
1 kleinen Rosmarinzweig
beigegeben hat.
10 Minuten vor Schluß der Kochzeit den Deckel abnehmen, so daß das Wasser einkochen kann. Vor dem Servieren je nach Belieben noch etwas Butter oder ein wenig Margarine und sehr fein gehackte Petersilie dazugeben.

149

Grüne Bohnen, gedünstet

In 1¹/₂ Eßl. Reform-Pflanzenfett dünsten:
1 gehackte Zwiebel
1 Knoblauchzehe
dann beifügen:
1 kg grüne Bohnen
4 Tomaten, in kleine Würfel geschnitten
Salz
Bohnenkraut
Etwa eine Stunde dämpfen und vor dem Servieren mit
Petersilie bestreuen.

Gefüllte Tomaten

Man nimmt eine große oder zwei kleine Tomaten pro
Person, schneidet den Deckel ab und höhlt sie aus.
Man kocht einen Reis, den man mit gehacktem Basilikum, einer großen gehackten Knoblauchzehe und 1 Eßl.
Pflanzenöl mischt.
Man füllt die Tomaten mit dieser Mischung und fügt
eine Prise Zucker bei. Dann deckt man mit dem Deckel
zu und bäckt die Tomaten bei schwacher Hitze während
30 Minuten.

Mit Quark gefüllte Kartoffeln

Im Ofen 1 kg Kartoffeln backen,
leicht aushöhlen und mit der folgenden Mischung füllen:
200 g Quark mit
¹/₂ l Milch schlagen,
1 Eßl. Rahm (wo verträglich) zugeben sowie
1 Mischung aus gehacktem Schnittlauch und Majoran,
heiß servieren.

Nachspeisen

Rhabarberkompott

Ausgezeichnet für trägen Darm
1 kg Rhabarberstiele
200 g Rohrzucker
Rhabarber waschen, in kleine Stücke schneiden und in
Wasser und Zucker während 15 bis 20 Minuten kochen.

Fruchtgelee

3 dl Wasser oder besser Traubensaft
60 g Zucker
10 g Agar-Agar (siehe Wörterverzeichnis Seite 233)
Alles auf kleiner Flamme unter ständigem Rühren kochen, bis sich Zucker und Agar-Agar aufgelöst haben.
Unter Rühren beifügen:
1 dl Fruchtsaft (nach Wunsch)
In Gläser oder Tassen füllen und im Kühlschrank erkal-
ten lassen, bis der Gelee fest ist.

Bananencreme

Im Mixer zwei schöne Bananen pürieren.
3 Eßl. frischer Rahm oder Schlagrahm
1 Eßl. Zucker
einige Tropfen Zitronensaft
Zuerst Bananen, Zucker und Zitronensaft schlagen, dann
den Rahm beifügen.

Saucen

Die meisten können eine «Vinaigrette» oder eine
Mayonnaise zubereiten. Weniger bekannt dürften gewisse wohlschmeckende «Diät»-Saucen sein:

Mayonnaisesauce mit Sojamehl (für albuminfreie Diät)

2 Eßl. Sojamehl auf 6 Eßl. Wasser
zu einem flüssigen Teig mischen und beifügen:
2 dl kaltgepreßtes Öl, tropfenweise unter ständigem
Rühren wie bei einer Eimayonnaise
einige Tropfen Zitronensaft

Mandelcremesauce (für albuminfreie Diät)

Auf 1 Teil Mandelpüree 3 Teile Wasser, Zitronensaft je
nach Geschmack, 1 Messerspitze getrocknete Kräuter

Joghurtsauce (für fettarme Diät)

Joghurt und Zitronensaft mit Schneebesen oder im
Mixer mischen und eine Prise getrocknete Kräuter zugeben.

Milchgetränke und Frischsäfte

Fruchtsäfte und Milchgetränke werden besonders bei
Magen- und Darmbeschwerden empfohlen. Sie erlauben
die Ernährung des Patienten, ohne dessen Verdauungs-
organen die Belastung einer festen Nahrung zuzumuten.

Denken Sie daran, daß Gemüse- und Fruchtsäfte sofort nach deren Zubereitung konsumiert werden müssen.

Jede Art von Rohkost kann zu Saft verarbeitet werden. Waschen Sie Ihre Gemüse und Früchte wie oben
angegeben (siehe Seite 135). Verwenden Sie eine Frucht-
presse oder einen Mixer.

Jede Frucht und jedes Gemüse hat seine eigenen
Qualitäten wie Mineralsalze und Vitamine. Beachten Sie
daher bei der Mischung Ihrer Cocktails nicht nur den

Geschmack, sondern auch den Nährwert der Säfte (siehe Tabelle Seite 248).

Man kann allen Säften einige Tropfen Zitronensaft beifügen und in gewissen Fällen (bei Magengeschwüren, Magen-Darm-Leiden usw.) Absud von Leinsamen, Reis- oder Gerstenwasser (siehe Seite 144). *Vorsicht:* Kartoffelsaft muß aus gut gewaschenen, geschälten und gut ausgereiften Kartoffeln hergestellt werden. Verwenden Sie nicht grüne Kartoffeln oder solche, die gekeimt haben. Der Geschmack dieses Saftes ist nicht angenehm. Man verwendet ihn nur bei gewissen Leiden, hauptsächlich bei Magen-Darm-Entzündungen.

Nachstehend die Zusammensetzung einiger Saftcocktails. Mit etwas Erfahrung und Phantasie werden Sie sicher noch viele andere Möglichkeiten herausfinden:

Orangen	
Mandarinen	zu gleichen Teilen
Grapefruits	

Kaki	$1/3$
Äpfel	$2/3$

Mengen Sie je nach Vorschrift oder Geschmack einige Tropfen Zitronensaft, Honig, Rahm oder Gemüsemilch bei.

Rübchen	
Tomaten	zu gleichen Teilen
Spinat	

Tomaten	
Rübchen	zu gleichen Teilen

Tomaten	
Spinat	zu gleichen Teilen

Denken Sie daran, daß Sie jedem Gemüsecocktail mit einer Spur Zwiebelsaft, Sauerampfersaft oder Brennesselsaft (gut gegen Rheuma), Schnittlauch, Petersilie, Gartenkerbel, Estragon, Sellerie usw. den letzten «Pfiff» geben können.

Bei gewissen Krankheiten (Magen-Darm-Entzündungen, Geschwüren usw.) ist es manchmal unerläßlich, die Frucht- und Gemüsesäfte mit Breien zu mischen (siehe Seite 191)

Sauerkrautsaft

Rohes Sauerkraut ist gut verdaulich, es enthält Kalium in beachtlicher Menge.
Pressen Sie 250 g rohes Sauerkraut aus.
Das rohe Sauerkraut ist der Freund der Därme.

Milchgetränke

Man kann sie so einnehmen, wie sie sind, oder mit Fruchtsäften gemischt. So oder so: sie sind köstlich.

Mandelmilch (reich an Eiweiß, leichtverdaulich)

1 ½ Eßl. Edelmandeln
1 Teel. Honig
1 ½ dl Wasser
Im Mixer passieren und filtrieren.
Sofern die Jahreszeit der frischen Mandeln vorbei ist, verwenden Sie ganz einfach die gleiche Menge Mandelpüree.

Pistazienmilch (fett- und eiweißreich)

Gleiche Zubereitung wie Mandelmilch.

Sesammilch (reich an Fettsäuren)

1 Eßl. Sesampüree
1 Teel. Zitronensaft
1 Teel. Rohrohrzucker
2 dl Wasser
Mischen und Wasser tropfenweise beifügen wie das Öl bei einer Mayonnaise. Ist sehr schmackhaft, wenn mit einer Banane durch den Mixer passiert.
Mit weniger Wasser erhält man eine Creme, die Schlagrahm ersetzen kann.

Gewürze und Aromen

Die Gewürze   Sämtliche scharfen Gewürze sind verboten. Alle Pfeffersorten — schwarzer, weißer, Cayennepfeffer —, Paprika, Curry und Senf sind Reizmittel, die die Darmwände bis zur Abschuppung angreifen können. Dasselbe gilt in bezug auf den Magen, wo sie Geschwüre verursachen können.

Salz   Bei nicht salzloser Diät wird nicht generell vom Salz abgeraten, doch unter der Bedingung, daß es sich dabei um Meersalz handelt; denn dieses enthält nebst Natriumchlorid auch noch andere Mineralstoffe. Der Organismus braucht allerdings nur sehr wenig Salz — etwa 5 Gramm pro Tag. Dieser Bedarf kann durch die von Natur aus in den Nahrungsmitteln enthaltenen Salze ohne weiteres gedeckt werden. Man soll Salz daher nur sehr sparsam verwenden.

Aromastoffe   Die Aromastoffe sollen den natürlichen Geschmack der Speisen nicht überdecken, sondern bereichern und hervorheben. Sie sind als Beigabe unerläßlich, besonders bei salzloser Diät (bei Herz-, Kreis-lauf-, Nierenleiden, Übergewicht usw.). Sie gleichen das Fehlen von Salz und Pfeffer aus. Zudem enthalten all diese Pflanzen, denen die Aromastoffe entstammen, me-dizinisch wirksame Substanzen.

Anis   Anis paßt gut zu gewissen Gemüsen und Sala-ten und wird auch bei der Zubereitung von Brot, Back-werk, Zwetschgen- und Birnenlatwerge verwendet. Seine guten Eigenschaften für Magen und Verdauungs-organe sind allgemein bekannt. Es ist auch ein erprobtes Mittel gegen Blähungen.

Basilikum   Dient zum Würzen von Salat und Roh-gemüse, besonders Tomaten, sowie von Suppen (die be-rühmte Soupe au pistou mit kleingeschnittenem Gemüse und drei Sorten Bohnen), Kräuterquark, Zucchetti, Rata-touille usw.

Borretsch   Man verwende nur kleine, junge Blätter, die feingewiegt in kleinen Mengen Blattsalaten, aber auch Gurken- und Kartoffelsalat beigemengt werden. Die bald bläulichen, bald rosaroten Blüten sind ebenfalls eßbar und eignen sich ausgezeichnet als Dekoration von Rohkostplatten.
Borretsch enthält in reichem Maße Kaliumnitrat. Man wendet es deshalb zu diuretischen Zwecken an. Man kann daraus einen ausgezeichneten Absud gegen Erkältung, Husten, Bronchitis und jede Art von Katarrh zubereiten.

Brennessel   Sie verleiht Gemüsesäften, Spinatge-richten und Suppen ein feines Aroma.
Vorsicht: Nur ganz junge, frische und zarte Blätter ver-wenden!

Der Saft der Brennessel wirkt gefäßzusammenziehend und kann als Mittel gegen Durchfall, akute und chronische Dünndarmentzündung verabreicht werden. Er ist auch ein ausgezeichnetes Stimulans für die Genitalfunktionen.

Dill Man mengt seine jungen feingewiegten Blätter Gurkensalat und Kartoffeln bei.

Wie der grüne Anis, Kümmel und Fenchel besitzt er verdauungsfördernde und karminative (gastreibende) Eigenschaften und wird bei Verdauungsschwächen und -beschwerden empfohlen.

Estragon Paßt nicht zu allen Gemüsen und läßt sich infolge seines eigenartigen Geschmacks nicht mit allen andern Kräutern mischen, ist aber das I-Tüpfelchen für Tomaten, Lattich, Kartoffeln, vor allem Kartoffelsalat, für Gurken usw.

Er wird bei Appetitlosigkeit, Magenbeschwerden und Rheuma empfohlen.

Fenchel Junge Triebe und Blätter werden fein gehackt. Man würzt damit Salate und vor allem Gemüsesäfte. Die Samen dienen zur Verfeinerung von Bouillon, gekochten Gemüsen und Fischgerichten.

Fenchel wirkt appetitanregend, harntreibend und als Mittel gegen Blähungen.

Gartenkerbel Zarte frischgehackte Blätter werden grünen Salaten, rohem Blattgemüse, Suppen und Saucen beigemengt. Kerbel paßt zu fast allen Gemüsen.

Wie Petersilie enthält auch dieses Würzkraut Eisen, hat aber, in großen Dosen konsumiert, nicht dessen nachteilige Wirkung. Kerbel ist ein ausgezeichnetes Mittel gegen Blähungen und wirkt anregend.

Gewürznelke   Eine aromatische und verdauungsfördernde Pflanze. Man fügt sie in kleinen Mengen Gemüsebouillon und andern Gerichten bei, denen sie ihren
würzigen Geschmack verleiht.

Ihre chemische Zusammensetzung enthält ätherische
Öle, Tannin, Karyophyllin, Gummi, Harz usw.

Die Gewürznelke wirkt stimulierend und leicht aufreizend.

Ingwer   Nicht jedermann mag das starke Aroma von
Ingwer, der in feiner Pulverform zum Würzen von
Fruchtsäften und Kompott dient.

Er beschleunigt die Absonderung von Magensäften
und fördert die Magenstimulierung. Er hilft auch bei
Verdauungsbeschwerden, die von Koliken begleitet sind.

In der chinesischen Medizin gilt Ingwer als Stimulans für die Einbildungskraft und die Gehirnfunktionen.

Knoblauch   Man verwendet sowohl gekochte Knoblauchzehen — bei Gemüsegerichten mit Tomaten, Bohnen usw. — als auch rohe, feingewiegte, mit Petersilie
kombinierte Knoblauchzehen, um gewissen Gemüsen
und Salaten einen würzigen Geschmack zu verleihen.

Knoblauch ist überreich an therapeutischen Eigenschaften. Da er Allyl, Schwefel, Jod und Silizium enthält, stellt er ein natürliches Desinfektionsmittel dar.

Darüber hinaus vermag er die Magensaftabsonde-
rung zu aktivieren und Harnsäurekristalle aufzulösen.

Vorsicht: Er muß gründlich gekaut und roh gegessen
werden, damit er leicht verdaut wird.

Koriander   Koriandersamen wird in Mitteleuropa in
vielfältiger Weise verwendet, man mengt ihn Weizen,
Perlgerste, ja überhaupt fast allen Getreidegerichten bei,
deren Geschmack er verfeinert. In der Schweiz, in Frank-

reich, Italien und England findet dieses Gewürz aber leider fast nur bei der Konservierung von Cornichons Verwendung.

Koriander gehört nebst Anis, Kümmel und Fenchel zu den vier gastreibenden Gewürzen. Man verwendet ihn auch beim deutschen Schnaps und beim Melissengeist. Koriander wirkt gleichzeitig magenstärkend, verdauungsfördernd und als Mittel gegen Blähungen.

Kümmel Ob in Form von Wurzeln, jungen Blättern oder Samen wird Kümmel Salaten, Gemüsen, Suppen und Kartoffeln beigemischt. Die Samen passen ausgezeichnet zu rohem Sauerkraut, zu Quark, Cornichons usw.

Kümmel ist ein wirksames Mittel gegen Blähungen und begünstigt unter anderem auch bei stillenden Müttern die Milchbildung.

Die Gewürznelke wirkt stimulierend und leicht aufreizend.

Lorbeer Er gehört ganz einfach zum Würzbouquet. Zudem wirkt er lindernd bei krampfartigen Beschwerden, Hustenreiz, Magenschmerzen, Übelkeit, Herzklopfen und Schlaflosigkeit.

Vorsicht: Angesichts der darin enthaltenen gefährlichen Cyanhydridsäure nie für Aufguß oder Absud verwenden.

Majoran (oder Origan) Verleiht Salaten, Rohgemüsen, Kräutersuppen usw. ein würziges Aroma. Majoran enthält Kampfer und wirkt ausgezeichnet bei Magenschwächen, Magenbrennen, Katarrh und Asthma. Er ist ein krampflösendes Mittel.

Meerrettich Rohe Meerrettichwurzeln werden gerieben und, vorsichtig dosiert, Salat- und andern Saucen beigemischt.

Meerettich enthält eine Fülle an Wirkstoffen: ätherische Öle, Bitterstoffe, Zucker, Gummi, Stärke, Zitronensäure, Azetate, Kalksulfat und sogar Spuren von Schwefel.

Seine Anwendung empfiehlt sich vor allem bei Nierenleiden, Gicht, chronischem Rheuma und sogar bei Lähmungen, da er eine stark harntreibende Wirkung hat.

Melisse oder Zitronenkraut Junge, feingeschnittene oder wie Petersilie gehackte Melissenblätter verleihen Salaten ein zartes, zitronenähnliches Aroma. Sie lassen sich gut mit andern Kräutern vermischen. Es ist im allgemeinen wenig bekannt, daß Zucchetti, die mit Zitronenkraut gekocht werden, einen ganz unvergleichlichen Geschmack erhalten.

Die Melisse ist in erster Linie eine verdauungsfördernde Pflanze und wird daher auch für Melissengeist verwendet. Sie wirkt zudem schweißtreibend und krampfstillend.

Man kann sie auch für Aufgüsse verwenden, und zwar zu 10 g pro Liter.

Minze Junge feingehackte Blätter eignen sich, mit andern Kräutern vermischt, ausgezeichnet zum Würzen von Salaten. Ein gehacktes Minzenblatt vermag allen auf Tomatenbasis hergestellten Gerichten, zum Beispiel Ratatouille, ein besonderes Aroma zu verleihen.

Die Minze gehört zu den Pflanzen, die in hohem Maße verdauungsfördernd sind. Sie besitzt zudem krampfstillende und stärkende Eigenschaften. Natürlich verwendet man sie auch für Tees (siehe Aufgüsse Seite 163).

Petersilie   Das ist wahrhaft eine kleine Fabrik für die Umwandlung von Mineralsalzen. Sie wirkt leicht belebend auf die Gehirntätigkeit und enthält Salze, die organische Müdigkeit zu kompensieren vermögen.

Im übrigen verhindert die allmorgendliche Einnahme von 10 g Petersilie das Entstehen von Augenringen.

Vorsicht: In großen Dosen konsumiert, kann Petersilie Schwindel und Trunkenheitssymptome hervorrufen.

Pimpernell   Bereichert den Geschmack von Salaten, Kräutermischungen und Gemüsesuppen. Paßt gut zu Petersilie und Sellerie.

Pimpernell ist zudem ein wirksames astringierendes (zusammenziehendes) Mittel bei Durchfall, Ruhr und Dünndarmentzündung. Er fördert Appetit und Verdauung.

Rosmarin   Verleiht Reis, Kartoffeln, Ratatouille und allen provenzalischen Gerichten ein besonderes Aroma. In Pulverform kann man ihn Gemüsesäften — allerdings nur in geringen Mengen — beifügen.

Sein ätherisches Öl wirkt magenstärkend, weshalb Rosmarin ein ausgezeichnetes Mittel gegen Verdauungsschwächen darstellt.

Man bereitet damit auch Aufgüsse zu, die Leberkrisen zu lindern vermögen und bei gewissen Menschen stark harntreibend wirken (siehe Seite 165).

Salbei   Salbei paßt zu gewissen Gemüsen, zum Beispiel zu weißen Bohnen, denen er ein wohlschmeckendes Aroma verleiht.

Salbei ist ein verdauungsförderndes Kraut, das empfehlenswert ist für Menschen, die zu Schwindelanfällen neigen. Sie hilft auch bei Blähungen.

Schalotte   Roh oder gekocht ist die Schalotte ein ausgezeichnetes Gemüse. Dazu verleiht sie Salaten und gekochten Gerichten das «gewisse Etwas». Man soll sie weniger reichlich verwenden als die Zwiebel, da sie zwar die gleiche harntreibende Wirkung hat, aber die Gasbildung begünstigt.

Schnittlauch und Perlzwiebeln   Ihr zarter Zwiebelgeschmack bereichert Salate und Rohkostgerichte, paßt aber schlecht zu gekochtem Gemüse. Sie wirken appetitanregend und geschmacksverfeinernd.

Sellerie   Man verwendet rohe oder gekochte, in Stücke geschnittene Knollen, Blätter und frische Triebe, aus denen man Salat oder Suppe zubereitet.

Die chemische Zusammensetzung weist unter anderem ätherische und fettige Öle auf, Bassorin, Mannit, Chlor und Kalium-Azetat. Die Chemie kann diese in der frischen Pflanze enthaltenen Wirkstoffe niemals ersetzen. Der Sellerie ist auch vom therapeutischen Standpunkt aus interessant, und zwar als wirksames Stärkungsmittel bei Fieber. Er ist auch ein ausgezeichneter Appetitanreger.

Thymian   Die Blüten des Thymians sind sowohl zu grünen Salaten als auch zu gekochtem Gemüse exquisit. Thymian ist auch Bestandteil des sogenannten «Bouquet garni», das für alle Gemüse, Ragouts usw. verwendet wird. Man braucht Thymian auch bei der Konservierung von Cornichons, rohen Zwiebeln usw.

Er ist ein ausgezeichnetes Anregungsmittel für den Verdauungstrakt. Ein Thymianaufguß nach einem schweren Essen fördert die Verdauung. Dazu wirkt er als ausgezeichnetes Desinfektionsmittel und wie Rosmarin stark harntreibend.

Zimt Das ausgeprägte Aroma des Zimts paßt vorzüglich zu Früchtekompott. In kleinen Dosen kann er auch für bestimmte gekochte Gerichte verwendet werden. Dem Quark verleiht er eine schmucke Farbe. Er enthält Stärke, Tanninsäure und ätherisches Zimtöl — Zimtaldehyd, Eugenol und Phellandren. Er wirkt anregend auf die Muskelkontraktionen des Verdauungstraktes. Die Inder verwenden Zimt in großen Mengen als Aphrodisiakum.

Zwiebel Als besonders aromatisches Gemüse verleiht die Zwiebel, feingewiegt, allen Salaten und vielen Gerichten einen würzigen Geschmack. Ihre Knollen enthalten Salze, Oxydasen und Diastasen, die eine harntreibende Wirkung haben, diese Enzyme verschwinden jedoch beim Erhitzen. Als Nahrungsmittel bringt die Zwiebel, die fast keine Kohlehydrate besitzt, eine willkommene Abwechslung in die Kost der Diabetiker.

Kräutertees

Sie spielen eine wichtige Rolle in der Diätetik, was sie nicht daran hindert, ausgezeichnet zu schmecken.

Beruhigungstees

Kamille: Kochendes Wasser über Kamillenblüten gießen (nicht mehr als drei) und einige Minuten ziehen lassen. *Achtung:* In zu konzentrierter Form kann Kamille Brechreiz auslösen.

Eisenkrautzubereitung wie Kamillentee.

Zitronenschalen: Eine Zitrone gut waschen (Achtung: nur ungespritzte Zitronen verwenden), schälen und die Schale 5 Minuten bei geringer Hitze in einem halben Liter Wasser kochen. 10 Minuten ziehen lassen, absieben.

Schlaftees

Melisse: Kochendes Wasser über Melissenblüten gießen. 5 Minuten ziehen lassen. Mit Honig süßen und vor dem Zubettgehen trinken.

Lindenblüten: Zubereitung wie Melissentee.

Orangenblüten: 2 — 3 Blüten ins Wasser (für 1 Tasse) geben und 2 bis 3 Minuten kochen lassen.

Verdauungsfördernde Tees

Wermut: Kochendes Wasser über den Wermut gießen und 5 Minuten ziehen lassen. Im Laufe des Tages schluckweise trinken.

Minze: Zubereitung wie Wermuttee.

Auch Kamillen- und Lindenblütentee sind verdauungsfördernd.

Harntreibende Tees

Solidago (Goldrute):
2 Eßl. Blätter in einem halben Liter Wasser während einer Minute kochen und 10 Minuten ziehen lassen. Täglich 2 — 3 Tassen trinken.

Hagebutten (Früchte des wilden Rosenstrauchs):
2 — 3 Eßl. auf $^1/_2$ l Wasser. 12 Stunden im Wasser einweichen, dann während einer halben Stunde bei geringer Hitze kochen lassen und absieben.

Schachtelhalm: Zubereitung wie Solidagotee.

Tees gegen Blähung

Kümmel
Fenchel } zu gleichen Teilen
Anis

Aufbrühen und 20 Minuten ziehen lassen.
1 Tasse nach jeder Mahlzeit.

Bittertee

Wermut
Tausendgüldenkraut } zu gleichen Teilen
Benediktinerkraut
Aufbrühen und 5 Minuten ziehen lassen.
½ Stunde vor den Mahlzeiten 2 — 3 Eßl. einnehmen.
Empfohlen bei Beschwerden des Leber-Galle-Traktes.

Tees gegen Leberkrisen

Salbei: Einige Blätter auf eine Schale Wasser. 5 Minuten ziehen lassen. Besonders gut für die Blase
Thymian: 2 — 3 kleine Thymianzweige auf eine Schale Wasser. 1 Minute kochen und 5 Minuten ziehen lassen. Nach jeder Mahlzeit einzunehmen.
Rosmarin: Zubereitung wie Thymiantee.

Verjüngungstee (ausgezeichnet zur Zeit der Menopause)

Silberminze
Hamamelis } zu gleichen Teilen
(Zitronenkraut)
Zubereitung wie Minzentee.

10
Krankheiten und ihre Behandlung

Eine strenge Kur darf nur mit Erlaubnis und unter der Überwachung des Arztes an die Hand genommen werden. Manche dieser Kuren bedingen einen Kuraufenthalt[1].

Eine Vorsorgekur hingegen kann von jedermann völlig gefahrlos und mit großem Gewinn durchgeführt werden (siehe Entgiftung Seite 188). Es empfiehlt sich, eine solche Bircher-Benner-Kur bei jedem Saisonwechsel einzuplanen, wobei man jeweils die Früchte und Gemüse der betreffenden Jahreszeit bevorzugt.

Man kann nicht genug dazu raten, jeden Monat eine Woche lang eine Bircher-Benner-Diät einzuhalten, sofern man sich nicht dazu entschließen kann oder will, sich in Ernährung und Lebensweise voll und ganz auf diese neue Methode umzustellen.

Doch sollte man, ungeachtet des gewählten Regimes, auf jeden Fall die Verwendung von Salz einschränken und scharfe Gewürze, Reizmittel, Alkohol, Tabak, Schokolade, Bonbons sowie alle tierischen Fette meiden.

---

[1] Zum Beispiel: Privatklinik Bircher-Benner, Keltenstraße 48, 8044 Zürich.

Akne

Als Akne bezeichnet man alle Hautleiden, denen Störung der Talg- oder Haartalgdrüsen zugrunde liegt. Besonders den Halbwüchsigen bereiten solche Pickel, die sie entstellen und manchmal unschöne Narben hinterlassen, große Sorgen. Die auf Stirne, Wangen, Brust und Rücken in großer Zahl vorhandenen Talgdrüsen sondern Talg ab, d. h. eine fettige Substanz, die die Haut geschmeidig erhält. Eine übermäßige Talgabsonderung, Seborrhöe genannt, verursacht eine fettglänzende Haut. Lange Zeit hat man dieses Phänomen auf die Hormondrüsentätigkeit zurückgeführt. In der Tat kommt es beim Jüngling im Pubertätsalter und beim Mädchen am Ende der Menstruation zu einer reichlichen Ausschüttung männlicher Hormone, die die Talgproduktion anregen. Dies hat eine Verstopfung der Haut und die Bildung von «Mitessern» zur Folge. Dringt dann ein Bazillus (oft Staphylokokken) in die verstopften Drüsensäcke ein, entsteht eine kleine lokale Infektion: die Akne.

«Ein eher unangenehmes, denn ernstliches Übel», lautet die landläufige Meinung. Welch ein Irrtum! Auch hier gilt es mehr denn je, dem Übel auf den Grund zu gehen und es an der Wurzel zu fassen. Dr. Bircher-Benner fand als erster heraus, daß Akne oft psychische Gründe hat, und zwar zu einer Zeit, wo man dieses Leiden sexueller Entbehrung zuschrieb und der konsultierte Arzt sich auf den Rat beschränkte: «Heiraten Sie sie» oder «Heiraten Sie ihn!»

Aber die Psychosomatik ist nicht allein im Spiel. Akne benötigt auch einen günstigen Nährboden. Eine Kost, die reich an Fettstoffen und arm an Vitamin B ist, ungenügende Reinlichkeit, Reizmittel, Alkohol usw. sind ausgezeichnete Düngemittel für ein solches Terrain.

Wenn Sie unter Akne leiden, sollten Sie sofort nach Auftreten der ersten Pickel eine Kur durchführen und sich an folgende Regeln halten:

a) Meiden Sie Alkohol und Reizmittel wie Tee und Kaffee usw.

b) Meiden Sie Schönheitscremen und gewöhnliche Seifen; ersetzen Sie diese durch eine Seife mit einem sauren «pH».

c) Behandeln Sie sich zweimal wöchentlich — beim Aufstehen und beim Zubettgehen — mit wechselwarmen Abreibungen, d. h. mit sehr heißem und anschließend sehr kaltem Wasser. Das regt die Zirkulation an.

d) Versuchen Sie es mit Sonnenbädern oder Höhensonnenbestrahlung.
   Vorsicht: Die Dauer der Sonnenbestrahlung muß allmählich fortschreitend verlängert werden. Man beginnt mit einer Viertelstunde, setzt sich aber auf keinen Fall länger als eine Stunde der Sonne aus. Bei Anwendung der Höhensonne ist ebenfalls Vorsicht geboten, da die ultravioletten Strahlen in großen Dosen gefährlich sind. Anleitung zum Apparat beachten!

e) Befolgen Sie die nachstehende Diät und bevorzugen Sie Nahrungsmittel, die reich an Vitamin A, B1, B2, B6 sind (siehe Tabelle Seite 250).

1. Ein pflanzliches Abführmittel nehmen und 2 Tage fasten wie folgt:

Frühstück
200 g frischer Fruchtsaft
150 g Mandelmilch
1 Tasse Hagebuttentee

Mittagessen
200 g Fruchtsaft
150 g Gemüsesaft
150 g Sojamilch

Abendessen
Gleiches Menü wie zum Frühstück

2. Während einer Woche:

Frühstück
250 g Müesli mit Saisonfrüchten
20 g Trockenfrüchte (Mandeln, Nüsse usw., ausgenommen Erdnüßchen)
Dem Müesli einen Löffel an Vitamin B reichen Hefeflocken beifügen.

Mittagessen
Frische Früchte und Mandeln nach Belieben,
Rohgemüse oder gekeimtes Getreide.

Abendessen
Gleich wie Frühstück, unter Zugabe von Trockenfrüchten wie Weinbeeren und Feigen usw.

3. Während eines Monats:

Frühstück
Müesli mit Mandelpüree
Saisonfrüchte
Vollkornbrot — 10 g Butter oder Pflanzenmargarine
Kräutertee

Mittagessen
Frische Früchte
Rohgemüse
Gekochtes Gemüse oder Getreide oder Suppe
Dessert
Hagebuttentee

Abendessen
Das gleiche Menü wie zum Frühstück oder
Früchte
Suppe
Vollkornbrot
Marmelade
Kräutertee

4. Bis zur Genesung:

Frühstück
Müesli
Früchte
Vollkornbrot mit Butter oder Pflanzenmargarine
Kräutertee

Mittagessen
Früchte
Rohgemüse
2 Gerichte aus gekochtem Gemüse oder Getreide
Suppe oder Dessert

Abendessen
Müesli oder Früchte mit Joghurt
Vollkornbrot mit Butter oder Pflanzenmargarine
Unvergorener Käse

Achtung bei Verstopfung: Sie kann für einen Akne-Ausbruch verantwortlich sein. Wenn diese beschriebene Diät nicht ausreicht, um die Verstopfung zu überwinden, so nehmen Sie leichte Klistiere, bis die Darmpassage wieder in Ordnung ist (siehe Kapitel Verstopfung, Seite 229).

Altern (wie man es vermeidet)

Es gibt Menschen, die sich weigern, «alt» zu werden. Warum sollte man sich übrigens auch damit abfinden? *Das Altern ist eine psychosomatische Krankheit.* Solange Sie sich jung fühlen, wird Sie nichts kleinkriegen können, sei es physisch oder psychisch. Phrasen wie «Man muß mit Anstand alt werden» oder «Jedes Alter hat seine Freuden» sind nichts anderes als ein Zugeständnis der Resignation. Die menschliche Maschine ist für 80 oder 90 Jahre konstruiert. Es gibt keinen Grund, warum ihre Funktion vorher nachlassen sollte. Nur braucht sie wie alle Maschinen eine gewisse Pflege und Sorgfalt.

Wenn Sie jung bleiben wollen, so dürfen Sie nie vergessen, daß
- *Übergewicht alt macht:* es ermüdet den Organismus, deprimiert den Geist und führt zu Krankheit. Sie müssen es loswerden;
- *Zirkulationsstörungen* zu schweren Schädigungen führen (Arteriosklerose, Herzleiden, Venenentzündungen usw.);
- *die Verdauungsorgane* — Filter und Transformatoren — Mund, Magen, Darm, Leber, Nieren, nicht durch ein Zuviel an Schadstoffen überfordert werden dürfen;
- *das Herz,* dieser wunderbare Motor, nicht dauernd überlastet werden darf.

Die neuesten wissenschaftlichen Erkenntnisse, die oft das empirisch erworbene Wissen unserer Vorfahren ergänzen, ermöglichen uns, noch besser gegen eine vorzeitige Abnutzung anzukämpfen.

Beispiel: Die Auxone. Diese erst vor relativ kurzer Zeit entdeckten Hilfsvitamine spielen bei der Zellregeneration eine lebenswichtige Rolle. Ihre Elimination aus der Nahrung zieht daher ein vorzeitiges Altern des

Organismus nach sich, der dadurch gegen Krankheiten, insbesondere Krebs, weniger widerstandsfähig wird. Diese Auxone finden wir hauptsächlich im Weizenkeim. Daher die Notwendigkeit, Vollkornbrot zu essen. Weißbrot enthält keine Auxone mehr (siehe Seite 89).

Etwas anderes ist die Sexualität, die so lange Zeit tabu war. Man weiß heute, daß die Sexualdrüsen nicht nur der Fortpflanzung dienen. Sie vitalisieren den Körper!

Sie sollten sie deshalb nicht unter dem Vorwand, daß «so etwas nichts mehr für mein Alter» sei, verkümmern lassen.

Es gibt kein «Alter» für das Jungsein. Und wenn diese Organe Anzeichen der Erschöpfung zeigen, so zögern Sie nicht, sie wie jedes andere Organ wieder in Ordnung zu bringen.

Alles, was dazu nötig ist, stellt uns die Natur zur Verfügung. Die Pflanzen verfügen über die gleichen Sexualsubstanzen wie die Menschen.

Seit jeher geben die Züchter einem Stier, der altert, Hafer in die Nahrung. Und als vormals eine Frau mit der Beschwerde, nicht mehr empfangen zu können, zur Dorfhexe kam, verschrieb ihr diese Nesselsamen.

Biochemische Forschungen haben das Geheimnis der Dorfhexe enthüllt: 1 kg Nesseln enthält 14 000 Einheiten Östrogen, und man weiß, daß das Hormon Östrogen die Ovulation begünstigt.

Hafer-, Weizen- und Reiskeime sowie alle Knollengewächse wie Sellerie und Löwenzahn und die aromatischen Kräuter Salbei, Bohnenkraut, Petersilie enthalten große Mengen an Sexualsubstanzen.

Der Chemieforscher Loewe hat kürzlich in Weiden- und Birkenkätzchen das Vorhandensein männlicher Hormone nachgewiesen.

Paradoxerweise sind die Pflanzen «geschlechtlicher» als der Mensch. Deshalb hat der Mensch von einem gewissen Alter an alles Interesse, eine Nahrung zu erhalten, die reich ist an:

– *Sexualhormonen,* die man in einer weit größeren Menge in pflanzlichen als in tierischen Nahrungsmitteln findet;
– *Vitaminen,* A für die Frauen, E für die Männer (siehe Tabelle Seite 250)

Die Vorbeugediät (siehe Kapitel über Entgiftung, Seite 188) dient ausgezeichnet als Basisdiät. Man kann ihr während zweier oder dreier Tage pro Monat folgende Gerichte beifügen:

Menüvorschläge für Revitalisierungstage

Frühstück
Müesli
Frische Früchte
Minzentee

Mittagessen
Frische Früchte
Roher Selleriesalat mit Maiskeimöl + Zitronensaft und Petersilie
Hafercremesuppe
Vollkornbrot
Blattspinat

Abendessen
Müesli oder Früchte
Artischocken à la vinaigrette (Maiskeimöl)
Quark

Arteriosklerose

Sie ist schuld an der Krankheit unserer Zeit: dem Herzinfarkt. Bei der Arteriosklerose handelt es sich um eine Verdickung und Verhärtung der Arterienwände durch Ablagerungen von Cholesterin und Kalk. Dadurch verlieren die Gefäße ihre Elastizität und werden brüchig. Manchmal kommt es zu einem Verschluß. Die verminderte Durchblutung infolge der Gefäßverengung bildet die Ursache einer ganzen Reihe von Krankheiten: Bluthochdruck, Gehirnsklerose, Altersherz, Angina pectoris, Myokard-Infarkt, Koronarsklerose usw.

Obschon der Infarkt in der Regel relativ spät auftritt, entstehen arteriosklerotische Entartungen schon sehr früh, d. h. zwischen dem 20. und 30. Lebensjahr. Faktoren, die Arteriosklerose begünstigen, sind eine sitzende, bewegungsarme Lebensweise, Rauchen, Alkoholkonsum, langdauernder psychischer Streß und falsche Ernährung, vor allem eine überschüssige Zufuhr an tierischen Fetten und Eiweißen.

Schon als junger Arzt hielt Dr. Bircher-Benner eine falsche Ernährungsweise für eine der grundlegenden Ursachen der Arterienverengung und der Verhärtung ihrer Wandungen. Er hatte den Beweis dafür in seiner Praxis tagtäglich vor Augen. Die Bauern, deren Kost meist relativ karg, aber gesund war, kannten dieses Leiden nicht. Dagegen traten die entsprechenden Symptome beim korpulenten Kaufmann, beim wohlernährten Bürger und beim Liebhaber von Bier und üppigem Essen recht häufig auf.

Vor rund zwanzig Jahren führte in Grönland ein junger Arzt bei einem vierundzwanzigjährigen Eskimo eine Autopsie durch und stellte zu seiner Überraschung fest, daß der junge Mann an Arteriosklerose gestorben war. Diese Feststellung warf alle seine damaligen Kenntnisse über dieses Leiden über den Haufen. In der Folge fand er heraus, daß bei den Angehörigen dieser Bevölkerung, ungeachtet ihres Alters, die Todesursache zumeist auf Arteriosklerose zurückzuführen war. Es gibt dafür eine ganz einfache Erklärung: fast gänzliches Fehlen von Grüngemüsen und Früchten in der Ernährung, dafür ein Überfluß an rohem Fleisch und Fett.

Um dem Leiden vorzubeugen — denn es geht hier nicht nur um eine Heilung, sondern um ein Verhüten oder Aufhalten der Krankheit —, muß man:

a) Gewicht, Cholesterin-, Blutlipidspiegel und Blutdruck überwachen. Hohe Zahlen sind Warnsignale;

b) üppiges Essen, Alkohol, Süßigkeiten, Reizmittel und den Mißbrauch von Abführ- und Beruhigungsmitteln meiden.

c) Sobald Symptome, wie erhöhter Blutdruck, Müdigkeit oder Atemnot auftreten, müssen Sie den Arzt konsultieren und mit der Diät beginnen. Sie finden entsprechende Angaben im Kapitel Cholesterin.

Achtung: Wenn Sie an Arteriosklerose leiden, so sind Faserstoffe und Vitamin E Ihre besten Freunde. Sie finden beide im Vollgetreide, im Weizenkeim, in der Vollsoja. Vitamin E enthalten Weizenkeimöl, Leinsamenöl, Sonnenblumenöl und Distelöl.

Bluthochdruck

Bluthochdruck und ein hoher Blutcholesterinspiegel — beide treten oft gekoppelt auf — sind ein Warnzeichen, das nicht vernachlässigt werden darf.

Bluthochdruck führt zu Zirkulationskrankheiten, die noch gefährlicher sind als Strassenunfälle: Sie verlaufen zu 51 % tödlich.

Eine der Ursachen dieser Krankheit liegt in falscher Ernährung. In einem Land wie dem unsrigen belastet der «normale» Fleischkonsum das Blut mit zuviel Cholesterin sowie Leber und Nieren mit übermäßig viel Eiweiß. Beides sind Risikofaktoren für Bluthochdruck. *Achtung:* Ihr Blutdruck steigt mit dem Konsum an tierischem Eiweiß und Salz.

Das heutige Fleisch stammt oft von Tieren, die mit Hormonen gemästet worden sind, was eine zusätzliche Gefahr darstellt.

Da die Ernährung bei dieser Erkrankung eine entscheidende Rolle spielt, drängt sich eine Umstellung Ihrer Diät auf.

Wenn Sie unter Atemnot, Herzklopfen und Erstickungsgefühl leiden und Ihr Blutdruck über dem Normalmaß liegt, müssen Sie ihre Lebensweise *sofort* ändern, falls Sie sich nicht freiwillig zum Arteriosklerosekranken und somit zum Herzinfarktkandidaten machen wollen.

Ihre Genesung hängt zum Teil von einer drakonischen Diät und der Beachtung gewisser Verhaltensregeln ab.

Äußerliche Behandlung:

A. *Ausruhen:* Man muß ein geregeltes und ausgeglichenes Leben *ohne Lärm* führen. Lärm ist einer der Erzfeinde des heutigen Menschen. Wenn es möglich ist, ruhen Sie sich mittags mindestens eine halbe Stunde aus. Das kann man auch im Büro, indem man sich in einem Fauteuil ausstreckt und die Vorhänge zuzieht. Diese halbe Stunde ist sehr wichtig.

Genügend Nachtruhe ist lebensnotwendig. Der Hochdruckkranke muß den Mut haben, früh zu Bett zu gehen.

B. *Die Atmung:* Man kann seinen Blutdruck senken, indem man langsam und tief atmet. Führen Sie mehrmals täglich während einiger Minuten Atemübungen durch. Wenn Sie nervös und aufgeregt sind (was ebenfalls Faktoren für den Bluthochdruck sind), werden Ihnen solche Übungen helfen, sich wieder zu beruhigen.

C. *Ausruhen:* Grundbedingung: Man muß lernen, sobald man liegt, nur noch ein lebloser Körper zu sein; alle Muskeln sollen entspannt und der Kopf gedankenleer sein. Nach einem Arbeitstag muß man sich unbedingt vor dem Abendessen 20 Minuten entspannen (autogenes Training).

D. *Die Hydrotherapie* (Wasseranwendung) trägt zur Normalisierung des Blutkreislaufs bei: während der Nacht feuchte Umschläge, Bäder, Fußbäder, Schenkelgüsse (siehe Wörterverzeichnis Seite 233), Trockenbürsten; alles, was die Zirkulation erleichtert und Muskeln und Nerven entspannt.

Achtung: Um Gefäßschäden zu vermeiden, sollten die Güsse und Bäder weder zu heiß noch zu kalt sein.

E. *Salzfreie Diät:* Man muß das Salz ganz und gar aus seiner Ernährung verbannen.

F. *Folgende Diät einhalten:*

1. Während zwei bis vier Wochen:
Fruchtsäfte: alle
Gemüsesäfte: alle
Frische Früchte: alle
Frische Gemüse: alle
Man soll denjenigen Früchten und Gemüsen Priorität einräumen, die die Vitamine B6, E, C und PP enthal-

ten. Diese tragen dazu bei, den Blutdruck zu senken (siehe Vitamintabelle Seite 250).

Gemüsebouillon: jeden Tag

Getreide: alle Sorten Vollgetreide, aber sofern Ihr Gewicht zu hoch ist, nur kleine Portionen

Fleisch: in jeder Form verboten

Fisch: in jeder Form verboten

Fette: kaltgepreßte Pflanzenöle, höchstens 30 g Butter oder Pflanzenmargarine pro Tag

Milchprodukte: Buttermilch, Molke, Joghurt, Magerquark

Eier: höchstens 1 — 2 pro Woche

Zucker: Honig oder Rohrohrzucker, aber nur in kleinsten Mengen

Absolut verboten: scharfe Gewürze, Reizstoffe, Tabak, Alkohol, Kaffee, Schwarztee

Achtung: Bei Bluthochdruck in Verbindung mit einem hohen Blutcholesterinspiegel soll diese Diät durch die Anticholesterindiät ersetzt werden (siehe Seite 180).

2. Während mehrerer Monate folgende Vorbeugediät einhalten:

Fruchtsäfte: alle

Gemüsesäfte: alle

Frische und gedörrte Früchte: alle; Mandeln, Nüsse und Haselnüsse sollten täglich, aber nur in kleinen Mengen gegessen werden.

Gemüsebouillon: jeden Tag

Getreide: alle, jedoch mit Vorbehalt bei Übergewicht oder einer Neigung dazu; 1 — 2 Scheiben Vollkornbrot

Fleisch: grilliert, nur in kleinen Mengen, wenn es nicht anders geht: 120 g Rindfleisch jeden zweiten Tag

Süßwasserfische: in kleinen Mengen

Fette: kaltgepreßte Pflanzenöle, 30 g Butter oder Pflanzenmargarine pro Tag

Milchprodukte: Buttermilch, Molke, Joghurt, Quark

Eier: 1 — 2 pro Woche

Zucker: Honig oder Rohrohrzucker, aber nur in kleinsten Mengen
Absolut verboten: scharfe Gewürze, Reizmittel, Tabak, Alkohol, Kaffee, Schwarztee

Cholesterin   Hypercholesterinämie

Von den Fettstoffen oder Lipiden ist es das Cholesterin, dem man heute am meisten Beachtung schenkt, da man dasselbe in gehäuften Mengen in den arteriosklerotischen Ablagerungen findet. (Normalerweise dient es für den Aufbau der Zellwände. Der Organismus synthetisiert es selbst in großen Mengen.)

In den Nahrungsmitteln kommt Cholesterin in tierischen Fetten und ganz besonders im Eigelb vor.

Die Ursachen für einen allzu hohen Cholesterinspiegel im Blut sind vielfältig: eine fettreiche Ernährung, zuviel Salz, Tabak, Alkohol, Medikamente, andererseits ein Infektionsherd (Zähne kontrollieren lassen!) oder Erbfaktoren.

Die Symptome: Übelkeit, Erbrechen, zu hoher Blutdruck.

Wie bei allen Leiden, die durch eine falsche Ernährung mit verursacht sind, kann die Bircher-Benner-Diät auch in diesem Fall hilfreich sein:

1. Während einer Woche: eine strenge Diät einhalten, die üblicherweise den Cholesterinspiegel normalisiert:

Frische Frucht- und Gemüsesäfte: alle
Frische Früchte: alle
Rohe und gekochte Gemüse: alle — ein Maximum an Grüngemüsen

Suppen: tagtäglich Gemüsebouillon
Getreidespeisen: alle Brei- und Müeslisorten
Fette: hochungesättigte Öle wie Distelöl, Sonnenblumenöl und entsprechend ungehärtete Pflanzenmargarine
Milchprodukte: Buttermilch, Joghurt, Milch nur in geringen Mengen
Vorsicht: Auf Milch, deren Cholesteringehalt 2 g pro Liter übersteigt, verzichten
Zucker: Honig, Rohrohrzucker
Verboten sind: Salz, Gewürze, Tabak, Alkohol, Reizmittel, Süßigkeiten, Butter, Rahm, tierische Fette (Würste, Fleisch, Innereien usw.)

2. Die Behandlung während einigen Monaten durch folgende Vorbeugediät fortsetzen:

Frische Frucht- und Gemüsesäfte: alle
Frische und gedörrte Früchte: alle
Rohe und gekochte Gemüse: alle — mit einem Maximum an Salaten und Rohkost
Suppen: alle
Getreidespeisen: alle, einschließlich Birchermüesli
Fettstoffe: die gleichen wie oben angegeben (20 bis 30 g pro Tag), Mandelpüree, Sesam, Soja usw.
Milchprodukte: rohe Milch in kleinen Mengen, Joghurt, Quark, Magerkäse, Buttermilch
Zucker: wie oben
Eier: höchstens ein bis zwei pro Woche
Fleisch: höchstens ein- bis zweimal pro Woche
Fisch: magerer Fisch ein- bis zweimal pro Woche; doch es ist vorzuziehen, sich rein vegetarisch zu ernähren
Verboten sind: Fritüren, Gänseleber, Wildbret, Saucengerichte, Wurstwaren, Innereien, Tabak und Alkohol

Man darf nicht vergessen, daß Cholesterin nur in tierischen Produkten (Gehirn, Innereien, Eigelb, Butter, Krustentieren, Milch usw.) vorkommt.

Dickdarmentzündung (Kolitis)

Das ist die Krankheit der eiligen Leute oder der Liebhaber von Kohlehydraten wie Teigwaren, Grieß, weißen Bohnen usw. Gutartig — sie ist eine einfache Entzündung des Grimmdarms — kann sie, chronisch geworden, zu einem echten Leiden werden.

Eine Dickdarmentzündung macht sich durch unregelmäßige Schmerzen im ganzen Unterleib — Stechen, bohrender Schmerz — übertriebene Blähungen nach den Mahlzeiten, Gas usw. bemerkbar. Der Patient beklagt sich über Migräne, heiße Ohren oder heißes Gesicht, Atembeschwerden, Herzklopfen, Schlaffheit, schwere Beine und üble Laune. Diese Beschwerden können von Durchfall oder Verstopfung begleitet sein. Sie können durch Aufregungen, Sorgen, Störungen des Tagesablaufs oder der Eßgewohnheiten verschlimmert werden. Psychische Gründe spielen ebenfalls eine Rolle. Es gilt daher, die «Wurzeln des Übels» zu beseitigen.

Der Arzt kann aber auch anderen, genau erfaßbaren Ursachen auf die Spur kommen: Darmparasiten, gestörtes Darmklima, Allergien, Abführmittelmißbrauch usw. Doch recht oft ist dieses Leiden durch eine falsche Ernährungsweise bedingt. Somit kann eine Bircher-Benner-Kur Abhilfe schaffen.

Akute Krisen sind bei der Dickdarmentzündung selten gefährlich, obwohl sie schmerzhaft und aufsehenerregend sind. Schlimm ist dieses Leiden, wenn es, chronisch geworden, das normale Leben des davon Befallen beeinträchtigt. Es gibt ein wirksames Mittel dagegen: die sechs Gebote Dr. Bircher-Benners. Man lerne sie auswendig und setze sie in die Praxis um:

1. Der Darm- oder Magenkranke muß langsam essen, lange kauen, sich vor jeder Mahlzeit 10 Minuten und nach jeder Mahlzeit eine halbe Stunde hinlegen und ausruhen.
2. Strikte verboten sind: Alkohol, Wein, Kaffee, Schokolade, Tabak, Bonbons und andere Süßigkeiten.
3. Die Rohkost muß immer zuerst, vor jeder andern Speise, gegessen werden. Bei akuten Krisen kann sie püriert genommen werden.
4. Zu Fuß gehen. Diese Übung ist eine natürliche Massage, die die Verdauungsorgane anregt.
5. Lernen, sich zu entspannen und jedes nervöse Klima zu meiden. Vor allem während der Mahlzeiten soll man ruhig und entspannt sein.
6. Die Verstopfung, die sich oft daraus ergibt, muß strikte bekämpft werden.

Wenn der Anfall sehr schmerzhaft ist, können Sie die Schmerzen mit Heublumen-Sitzbädern (siehe Wörterverzeichnis Seite 236), mit heißen Wickeln oder, wenn es besser geht, mit einem Prießnitzwickel (siehe Wörterverzeichnis Seite 240) lindern.

Befolgen Sie vor allem die folgende Basisdiät, die eigens für Patienten, die an Dickdarmentzündung leiden, zusammengestellt wurde:

1. *Während einer Woche:*
Fruchtsäfte: Grapefruit, Mandarinen, Trauben, Äpfel, Pfirsiche, Pflaumen, Melonen
Gemüsesäfte: Rüebli, Randen, Kopfsalat, Sellerie, Fenchel, Schwarzrettich, Spinat. Mischen Sie die Säfte

mit einem Drittel Brei aus: Leinsamen, Vollweizen-Gel, Reis, Gerste. Fügen Sie Rahm, Agar-Agar, Pektin bei (siehe Wörterverzeichnis Seite 233). 600—800 g täglich, auf mehrere Mahlzeiten verteilt. Außerdem 100 g roher Sauerkrautsaft und 50 g Kartoffelsaft

Breie: Leinsamen, Vollweizen-Gel: 2—5 Tassen täglich

Tees: nach Wahl — aber wer unter Blähungen und Gas leidet: Heidelbeerblätter, Brombeerblätter, Erdbeerstaudenblätter: etwa 1 Liter täglich, ohne Zucker, mit 5—10 Tropfen Zitronensaft pro Tasse. Gegen hartnäckige Verstopfung: 1 Liter Kamillenklistier alle zwei Tage.

Achtung: Südfrüchte dürfen nur verwendet werden, wenn keine Gegenindikation vorliegt, und Spinatsaft nur, wenn der Patient ihn verträgt, und nicht mehr als ein Löffel täglich, vermischt mit Rüeblisaft.

2. *Die folgenden Wochen, bis eine Besserung eingetreten ist:* Frische Früchte: fein geraffelt oder zerdrückt (Äpfel, Birnen, Pfirsiche, Melonen, Bananen). Im Gegensatz zur traditionellen Diät: wenig oder keine gekochten Früchte.

Rohgemüse: alle mit Ausnahme von Kohl, der nur als Saft konsumiert werden sollte. Man püriert die Gemüse im Mixer. Wer keinen solchen hat, schneidet sie ganz fein, würzt sie leicht mit ein wenig kaltgepreßtem Pflanzenöl, Zitronensaft und Mandelpüree. Sofort nach der Zubereitung servieren.

Gekochte Gemüse: Im Mixer oder Passevite passieren und mit etwas roher Butter oder Pflanzenmargarine verfeinern.

Milchprodukte: Milch, Joghurt, Buttermilch, Quark (dem man einen Löffel Hefeflocken beimischt),

Magerkäse, unvergorenen Käse (Cottage Cheese), Birchermüesli. Bei Verträglichkeit darf auch ein wenig Rahm zur Verfeinerung des Aromas verwendet werden.

Milchgetränke: mit Soja, Mandeln, Sesam (im Reformhaus erhältlich)

Getreide: Vollweizen, Vollreis, Vollgerste, Vollkorn-Haferflocken als Brei, Schrot, Vollkornbrot (siehe Seite 144) oder Diätzwieback

Fette: nur kaltgepreßte Pflanzenöle (nur einmal gepreßtes Olivenöl, Sonnenblumenöl, Keimöl usw.), ungehärtete Pflanzenmargarine, rohe Butter in kleinen Mengen, bei Verträglichkeit Rahm

Zucker: Rohrohrzucker, Honig, Birnendicksaft
Beim Honig sollte man sich versichern, daß ihm keine Zusätze, auch kein Zucker zugesetzt worden ist.

Eier: Wer es verträgt, ein im Gemüsesaft oder einer Suppe verrührtes Eigelb. Höchstens zwei- bis dreimal pro Woche

Fleisch: nur im Ausnahmefall, dann aber grilliertes, mageres Fleisch, höchstens 150 g, und pro Woche nur ein- bis zweimal

Getränke: alle Säfte aus frischen Früchten, alle Kräutertees, kohlensäurefreie Mineralwasser

Strikte verboten sind: Fritüren, erhitzte Fette, Weißzukker und Weißmehl, Reizstoffe (siehe Seite 103)

3. *Dann während 2 — 3 Monaten eine Vorbeugediät einhalten:*
Frische Früchte: alle
Frische Rohgemüse: alle außer Perlzwiebeln, Schnittlauch, Schalotten und Zwiebeln. Sich auf ein oder zwei Sorten pro Mahlzeit beschränken.
Achtung: Kohl darf nur roh oder als Sauerkraut gegessen werden.

Milchprodukte: Milch, Joghurt, Buttermilch, Quark oder in Zubereitungen wie Birchermüesli
Milchgetränke mit Soja, Mandeln usw. (siehe Seite 154)
Getreide: Vollkornbrot, Knäckebrot, Pumpernickel, Diätzwieback, Mais, Gerste, Hafer, Vollreis, in Suppen oder Breiform
Teigwaren: Vollkornteigwaren, aber nur ausnahmsweise, höchstens einmal pro Woche
Fett: Olivenöl, Sonnenblumenöl usw., frische Butter, Rahm, ungehärtete Pflanzenmargarine
Zucker: Rohrohrzucker, reiner Honig
Eier: auf jede Art, außer Spiegeleiern, aber nicht mehr als zweimal pro Woche
Fleisch: nur im Ausnahmefall, dann aber mager, grilliert, und nicht mehr als zweimal pro Woche
Getränke: alle frischen Fruchtsäfte (siehe Seite 152), Tees, kohlensäurefreie Mineralwasser
Strikte verboten: Braten, Saucengerichte, Süßigkeiten, Reizstoffe (siehe Seite 103)
Allgemeine Regel: Es ist von Vorteil, im Laufe des Tages verschiedene kleine Mahlzeiten einzunehmen. Große Mengen an Nahrungsmitteln, selbst wenn es diätetische sind, die auf einmal eingenommen werden, sind schädlich. Aufgeteilt sind sie leichter verdaulich. Man vermeide auch eine große Auswahl an Gerichten, da dies zu vermehrter Nahrungsaufnahme verleitet. Wer geheilt werden will, sollte diese Empfehlungen befolgen.

Dünndarmentzündung (Enteritis)

Bei ernsthafter Erkrankung an Dünndarmentzündung mit Geschwüren, Blutungen und Schleimabgang muß der Arzt konsultiert werden.

Aber auch leichte Durchfälle — als Folge schlechter Nahrung, Abführmittel-Mißbrauchs, einer Reise usw. —, die sich vielleicht festsetzen und chronisch werden können, dürfen nicht leichtgenommen werden. Man kann sie auf folgende Art wirksam behandeln:

a) Jeden zweiten Tag ein Kamillenklistier, damit der Darm gereinigt und von Schlacken befreit wird.

b) Nach den Mahlzeiten heiße Wickel (oder Umschläge) auf den Unterleib. Nachts kalte Wickel, wenn der Körper gut erwärmt im Bett ruht.

c) Ausruhen, mit Vorteil im Bett.

d) Beruhigungsmittel und Kamillentee lindern die Schmerzen.

e) Atemübungen für die Entspannung (Kontraktionen verstärken die Schmerzen).

f) Folgende Diät in Form von täglich drei Mahlzeiten zu festgesetzten Zeiten bis zur Genesung:

Frucht- oder Gemüse*säfte,* frisch
Gemüsebouillon
Milchprodukte: 2 oder 3 Joghurts pro Tag und, wenn möglich, 150 g Molke oder frische Buttermilch
Milchgetränke: mit süßen Mandeln, Sesam (siehe Seite 154) 150 g täglich
Getränke: Tee und kohlensäurefreie Mineralwasser
Nach und nach ergänzen Sie diese strikte Diät durch Müesli, Rohkost, dann gekochte Gemüse, Vollreis — mit der Zeit gelangen Sie so zu einer normalen Ernährung.

Entgiftung

Die Feststellung, daß der Städter tagtäglich durch die eingeatmete Luft — die in gewissen Großstädten einen gefährlichen Verschmutzungsgrad erreicht hat — sowie in noch höherem Maße durch die eingenommene Nahrung (siehe Seite 129) vergiftet wird, klingt fast ein wenig banal. «Man ißt zuviel und schlecht» — noch nie erwiesen sich diese Worte Dr. Birchers als zutreffender und aktueller als heute. Die Industrialisierung und Kommerzialisierung der Nahrungsprodukte bedingen Umsätze, die in die Hunderte von Millionen gehen. Dies zwingt die Lebensmittelindustrie, auf jede mögliche Art um Konsumenten zu werben. Dabei wird an nichts gespart: weder an einer farbenprächtigen Präsentation noch an einer sehr ausgedehnten Haltbarkeit, die die Anwendung chemischer Konservierungsmittel und verführerischer, meist nicht ganz problemloser Packungen notwendig machen.

Einst konnten sich nur die «Reichen» den täglichen Luxus einer ungesunden Kost mit zuviel Fleisch, Fett und Getränken leisten. Heute bietet die Industrie jedermann Gelegenheit, sich möglichst einladend präsentierte Lebensmittel zu erwerben, die meist viel zu mastig sind und den menschlichen Organismus überbelasten. Das kommt einer allmählich fortschreitenden allgemeinen Vergiftung der Bevölkerung gleich, von der man sich gar nicht richtig Rechenschaft ablegt. Wenn sich Übelkeit und Ermüdungserscheinungen einstellen, wenn einen ein unerklärliches Unwohlsein befällt, schreibt man es allen möglichen Ursachen zu, ohne an das Nächstliegende zu denken.

Um sich zu entgiften, sich «wieder instand zu stellen», genügt eine Kur von acht Tagen:

3 Tage Rohkost
2 Tage gemischte Diät
1 Tag Übergangsdiät
2 Tage Bircher-Normaldiät

3 Tage Rohkost

Frühstück
1 Birchermüesli mit Weizenkeimen
Früchte je nach Saison oder Möglichkeiten
– wenn Ihre Leber besonders beeinträchtigt ist, wählen
Sie den Apfel
Hagebuttentee (siehe Seite 164)

Mittagessen
1. Tag: rohe Früchte, Sellerie, Tomaten, Salate (Beachten
Sie die Bemerkungen über die ganze Pflanze auf
Seite 126)
2. Tag: frische Früchte, Randen, Gurken, Salate
3. Tag: frische Früchte oder Fruchtsaft, Rüebli, Sellerieknollen, Kresse

Abendessen
Gleiches Menü wie zum Frühstück

1 Tag gemischte Diät

Frühstück
Gleiches Frühstück wie oben, ergänzt durch
1 Scheibe Vollkornbrot
5 g Butter oder Pflanzenmargarine

Mittagessen
Früchte, Rettich, Bohnen, Lattich, Gemüsebouillon, Kartoffeln

Abendessen
Gleich wie Frühstück

189

1 Tag Übergangsdiät

Frühstück
Früchte
Birchermüesli mit gemahlenen Nüssen
2 Scheiben Vollkornbrot
Etwa 15 g Butter oder Pflanzenmargarine
Milch oder Joghurt
Hagebuttentee (siehe Seite 164)

Mittagessen
Früchte
Rohkost: Blumenkohl, Spinat, Salat
Suppe nach Wahl
Gedämpfte Tomaten
Vollreis mit etwas frischer Butter

Abendessen
Gleich wie Frühstück, ergänzt durch etwas Honig oder
Konfitüre

2 Tage Normaldiät

Frühstück
wie oben

Mittagessen
1. Tag
Früchte
Delikat zubereitete Rohkost: Rübchen, Randen, Salat
Grünkernsuppe (siehe Seite 147)
Spinat
Kartoffeln, mit Quark gefüllt (Rezept auf Seite 150)

2. Tag
Früchte, roh oder als Salat, Sellerie, Kresse, Lattich, ge-
kochte Gemüse: Zucchetti, Kartoffelstock
Fruchtgelee

Abendessen

1. Tag
Gleich wie Frühstück, durch Quark ergänzt

2. Tag
Müesli
Minestrone
Vollkornbrot
Butter oder Pflanzenmargarine
Zögern Sie nicht, diese Entgiftungskur so oft zu wiederholen, wie Sie sie für notwendig erachten. Sie werden dadurch Geschmack an der Bircher-Diät finden und neue Ernährungsgewohnheiten annehmen.

Gastritis (Magenschleimhautentzündung)

Sie ist scheinbar ebenso harmlos und hartnäckig wie die Dickdarmentzündung und manifestiert sich durch saures Aufstoßen, Magenbrennen, Blähungen und manchmal Durchfall.

Die Ursache? Bei nur gelegentlichem Auftreten können ein Bankett, ein oder mehrere verschmorte Essen oder eine Vergiftung durch nicht mehr frische Speisen, zum Beispiel Eier oder Muscheltiere, schuld sein.

Achtung: Tun Sie sofort etwas dagegen, bevor Sie Sklave jener kleinen Verdauungspillen werden, die mit der Verdauung nur den Namen gemein haben, oder bevor Sie nur noch voller Nostalgie an all die guten Sachen denken können, die Sie nicht mehr vertragen!

Eine chronische Gastritis kann sehr ernste Ursachen haben. In diesem Falle sollten Sie den Arzt konsultieren.

Gastritis als Folge von Ernährungssünden kann mittels folgender Bircher-Benner-Kur relativ rasch behoben werden:

1. *Die ersten zwei, drei Tage:*
Beruhigungstee: nach Wahl Kamille, Leinsamen, Früchte des wilden Rosenstocks, Eibisch. Es ist Abwechslung zu empfehlen.

Wenn Sie unter Darmgasen leiden, trinken Sie täglich einen Liter Heidelbeerblätter- oder Brombeertee oder nehmen Sie Weizengel, Reisbrei oder Gerstenbrei (siehe Rezept Seite 144), dem Sie Pektin oder Agar-Agar beigeben.

Auch wenn Sie nicht an solchen Blähungen leiden, sollten Sie mindestens einen halben Liter Flüssigkeit pro Tag in Form von Tee oder Wasser zu sich nehmen.

Kräutertees: nach Wahl, wie oben angegeben
Als Nahrung ausschließlich:
Breie: Leinsamen, Haferflocken, Weizenkeime; 2 — 5 Tassen täglich

2. *Die folgenden Tage bis zur völligen Genesung:*
Frische Frucht- und Gemüsesäfte: Wie oben. Wenn das Magenbrennen verschwunden ist, können Sie auch Orangen- und Grapefruitsaft trinken.

Milchprodukte: 2 — 3 Joghurt täglich und 150 g Molke oder frische Buttermilch

Milchgetränke: Mandelmilch, der Sie 5 — 10 Tropfen Zitronensaft beigeben. Nicht zuckern!

Achtung: Wenn Sie rasch gesund werden wollen, nehmen Sie nichts anderes.

– Bei starken Schmerzen heiße Umschläge um Magen und Bauch wickeln. Nach jeder Mahlzeit einen Kamillentee. Auf *Reisen* drei oder vier Mandeln langsam kauen. Vor allem muß man sich entspannen (Hitze hilft).

– Einmal täglich ein 1-Liter-Kamillenklistier. Sie müssen sich rasch von dem befreien, was Sie krank gemacht hat, und Ihren Darm reinigen.

– Im Bett bleiben, und vor allem an der Wärme.

3. *Nachdem eine Besserung eingetreten ist, ernähren Sie sich an den drei folgenden Tagen mit leichter Kost:*
Frische Fruchtsäfte: Vorsicht bei Südfrüchten, schließen Sie sie bei Auftreten des leisesten Schmerzes aus.
Frische Gemüsesäfte: Mischen Sie sie, hauptsächlich am Anfang, mit $^1/_3$ Leinsamenbrei oder Sesambrei (siehe Rezepte Seite 144).
Getränke: Beruhigungstee und kohlensäurefreies Mineralwasser
Anmerkung: Dies ist die Idealdiät für ein Kind, das plötzlich Verdauungsbeschwerden hat oder solchen wiederholt unterworfen ist.

Hämorrhoiden

Ohne ersichtlichen Grund ist man vielfach geneigt, darüber zu lächeln oder sie zu verschweigen, dabei sind Hämorrhoiden nichts anderes als unglücklich plazierte Krampfadern.

Der Name leitet sich aus dem Griechischen her und bedeutet: «Gefäß, aus dem das Blut fließt». Tatsächlich platzt bei gewissen Krisen der Hämorrhoidalknoten, und das Blut, das er enthält, fließt aus, was dem Patienten Erleichterung bringt.

Je mehr Krampfadern, ob innerlich oder äußerlich, gestaut sind, um so größere Schmerzen bereiten sie.

Hier die von Dr. Bircher-Benner dagegen entwickelte Behandlung: Sie wird Ihnen schon sehr bald Erleichterung verschaffen.

Äußerliche Behandlung:

A. Hüten Sie sich vor Verstopfung. Sie ist im allgemeinen für eine Krise verantwortlich, und wenn sie lange dauert, wird sie Ihre Leiden verstärken. Behandeln Sie sie sofort mit leichten pflanzlichen Abführmitteln und Kamillenklistieren.

B. Nehmen Sie zwei- oder dreimal täglich während 10 Minuten kalte Sitzbäder. Das hilft bei Verstopfung.

C. Verzichten Sie ab *sofort* auf Fleisch, scharfe Gewürze und Alkohol, da diese einen Blutandrang in den Analvenen und dadurch Schmerzen verursachen können.

1. Unterziehen Sie sich während 1 — 3 Tagen einer vollständigen Entgiftungskur, indem Sie eine Frucht- und Gemüsesaftdiät einhalten. Morgens und abends Hamamelistee (Hamamelis regt die Zirkulation an, hat eine Verflüssigungswirkung und entstaut).

Hoffen Sie nicht auf eine allzu rasche Wirkung dieser Behandlung, beim kleinsten Diätfehler kann ein Rückfall eintreten.

2. Um Rückfälle zu vermeiden, befolgen Sie während dreier Wochen folgende Diät:
Frische Frucht- und Gemüse*säfte*
Milchgetränke: mit Mandeln usw.
Gemüsebouillon und Gemüsesuppen
Gekochte Gemüse: alle
Fleisch: zuwarten bis zur völligen Genesung; schon 100 g Rindfleisch können einen Rückfall auslösen
Fisch: magere und nur einmal pro Woche
Eier: 1 — 2 pro Woche
Fette: 15 — 20 g frische rohe Butter täglich, kaltgepreßte Pflanzenöle
Milchprodukte: alle außer fermentiertem Käse
Getränke: Kräutertees und kohlensäurefreies Mineralwasser
Getreide: Müesli und Breie; vermeiden Sie Reis, da er Verstopfung bewirken kann.

Absolut verboten: Wein, Schnaps, Bier, Aperitif, Schokolade, Kaffee, Fritüren und sämtliche Reizstoffe
Nicht vergessen: Täglich zwei große Tassen Hamamelistee trinken.

Die Haut

Helena Rubinstein unterzog sich bis zu ihrem Tode im
Alter von 90 Jahren alljährlich einer Kur in der Privatklinik Bircher-Benner in Zürich.

Als sie etwa 1935 zum erstenmal in die Klinik kam,
stellte sie sich vor eine Krankenschwester hin, die sie um
mehr als Haupteslänge überragte, musterte sie mit ihren
lebhaften schwarzen Adleraugen und fragte sie in dem
ihr eigenen schneidenden und unfreundlichen Ton:

«Sie haben die schönste Haut, die ich je gesehen habe,
und weiß Gott, so etwas ist selten. Ich habe Kundinnen,
die ein Vermögen dafür geben würden, einen solchen
Teint zu besitzen. Übrigens haben hier alle einen blen-
denden Teint. Welche Produkte verwenden Sie?»

«Keine», lachte die Schwester, «unsere Schönheitsbe-
handlung ist die Ernährung.»

Helena Rubinstein wandte sich brüsk ab. Sie war sicher, beschwindelt worden zu sein, und gelobte sich,
hinter das Geheimnis dieses Konkurrenzproduktes zu
kommen. Als sie sich schließlich bewußt wurde, daß es
kein solches gab, sandte sie die Kundinnen, denen sie
nicht helfen konnte, in Dr. Birchers Klinik.

Da diese die Schweiz jedesmal mit einer samtwei-
chen, rosigen Kinderhaut verließen, war sie vom Resultat
so begeistert, daß sie Dr. Bircher-Benner vorschlug, sich
mit ihr zu assoziieren. Lachend wies er das Angebot ab.
Sie war darüber äußerst verwundert und vermochte ihn

nicht zu begreifen. Für sie schien es selbstverständlich, daß die Wissenschaft im Dienste des Geschäfts stand.

Sie ließ sich jedoch nicht entmutigen und lancierte in ihren New Yorker Salons Bircher-Kuren unter dem Motto: «Ein Tag für die Schönheit».

Schlaffe Haut, Pickel, Flechten und Mitesser sind Symptome einer schlechten Ernährung und einer ungesunden Lebensweise ohne frische Luft und Sonne.

Man vergißt allzuoft, daß auch die Haut ein Ausscheidungsorgan ist und dazu dient, das Blut zu entgiften. Gibt es zu viele solcher Gifte im Blut, verunreinigt sich die Haut, indem sie sie aufnimmt.

Jede ölige, unfrische Haut bedarf einer allgemeinen Entgiftungskur und der Zufuhr von Vitamin A und Vitamin C (Zitronen, Orangen, Rübchen usw., siehe Tabelle Seite 250) sowie einer Ernährung, die die tierischen Eiweiße durch pflanzliche ersetzt.

Achtung: Tabak ist der schlimmste Feind der Haut. Wenn die Frauen sich bewußt wären, wie sehr die Zigarette der Haut schadet, so würden auch jene sich das Rauchen abgewöhnen, die nicht viel auf ihr Äußeres geben.

Ob Ihre Haut trocken oder fett ist, Sie sollten die nachstehende Bircher-Diät befolgen:

1. Ein vollständiger Fastentag (wenn möglich im Bett) mit nur Früchte- und Gemüsesäften, nämlich:

Frühstück
200 g frischer Fruchtsaft, je nach Saison
150 g Mandelmilch
1 Tasse Hagebuttentee

Mittagessen
200 g Fruchtsaft
150 g Gemüsesaft
150 g Sojamilch

Abendessen
wie Frühstück

2. *Während einer Woche:*

Frühstück
250 g Müesli mit Saisonfrüchten
150 g Saisonfrüchte
1 Tasse diuretischen Solidagotee

Mittagessen
150 g frische Früchte und 20 g Trockenfrüchte nach
Wahl (ausgenommen Erdnüßchen)
Rohgemüse ohne Sauce

Abendessen
wie Frühstück

3. *Während einer Woche: eine rein vegetarische Diät*

Frühstück
Müesli
150 g Saisonfrüchte
Vollkornbrot, Nußbutter oder Pflanzenmargarine
Kräutertee nach Wahl

Mittagessen
Früchte
Rohgemüse ohne Sauce
Gekochte Gemüse, mit Pflanzenfett oder -margarine zu-
bereitet

Abendessen
Gleich wie Frühstück

4. Bis die Haut wieder normal und ohne Mitesser oder Pickel ist:

Frühstück
Müesli
Früchte
Vollkornbrot mit Pflanzenmargarine
Kräutertee

Mittagessen
Früchte
Rohgemüse
Gekochte Nahrung: Gemüse, Teigwaren, Reis usw.

Abendessen
Müesli oder Fruchtsalat
Joghurt
Vollkornbrot mit Pflanzenmargarine
unvergorener Käse
Achtung: Die Früchte müssen immer am Anfang der
Mahlzeit gegessen und die oben angegebenen Mengen
eingehalten werden.

Äußerliche Behandlung:

Man ergänze diese Diät durch:
  – *Sonnenbäder.* Man beginnt mit 5 Minuten und
steigert bis auf 1 Stunde, ohne diese jedoch je zu überschreiten. Im Winter kann man die Sonnenbäder durch
Höhensonnenbestrahlung ersetzen, doch sollte dies unter
ärztlicher Überwachung geschehen.
  – *Luftbäder.* Wanderungen und Spaziergänge über
Land
  – *Wechselduschen:* heiß und kalt

Diese Behandlungen dauern in der Regel drei Monate, doch bei tiefergehenden Hautschäden müssen sie bis zur völligen Genesung verlängert werden.

Später ist es von Vorteil, jährlich eine einmonatige Wiederholungskur einzuschalten.

Das Herz

Hunderttausend Kilometer, also zweieinhalbmal so lang wie der Erdumfang am Äquator, ist das Blutgefäßsystem, das vom Herzen gespeist wird.

Das menschliche Herz schlägt im Jahr 40 Millionen Male und pumpt dabei 2 538 000 Liter Blut durch den Körper: es kann sich nicht eine einzige Sekunde Ruhe gönnen.

Nur während der Nacht darf es im Schongang arbeiten. Doch wir belasten es ohne Bedenken mit Überstunden: üppigen Diners, gesellschaftlichen Anlässen, Fernsehen usw.

Unser Herz ist gebaut, um hundert Jahre alt zu werden, aber — wie Dr. Bircher-Benner zu sagen pflegte — «es verpufft mit den Tabakkringeln und erschöpft sich mit guten Bissen. Für den «Herztoten» gilt ganz generell: Er hat zuviel geraucht, zuviel gegessen und sich zuwenig ausgeruht.»

Auf seinem langen Kreislauf trifft das Blut auf Versorgungsstationen wie zum Beispiel den Darm, wo es Energiestoffe wie Zucker und andere Elemente wie Vitamine und Mineralsalze usw. aufnimmt. Aber wir können ihm auch täglich Giftstoffe zuführen, sei es durch falsche Ernährung oder durch den Genuß von Reizmitteln wie Alkohol, Nikotin, Kaffee usw.

Meist muß man dann in reifen Jahren den Preis für die Sünden der Jugend entrichten. Doch falls der Herzmuskel nicht allzu großen Schaden erlitten hat, bestehen, entgegen der landläufigen Meinung, noch Heilungschancen. Eine Herzkrankheit ist nicht immer unheilbar. Natürlich kann nur der Arzt den Herzkranken wirksam behandeln. Aber eine Diät und gewisse Maßnahmen können einer Herzkrankheit vorbeugen oder aber die ärztliche Behandlung wirksam unterstützen.

Um eine Herzkrankheit zu verhüten, muß man dem Herzen regelmäßig Erholung gönnen. Dazu genügt ein wenig gesunder Menschenverstand, denn was braucht es schon dazu?

a) einen ausgeglichenen Lebensrhythmus
b) beim geringsten Alarmzeichen vollständige Bettruhe und normalerweise 8 Stunden Schlaf täglich, wobei man früh zu Bett gehen sollte, da die Stunden vor Mitternacht die größte Erholung schenken
c) einen alltäglichen morgendlichen Spaziergang, wobei man sich nicht ermüden sollte
d) täglich 10 Minuten angepaßte Gymnastik und Atemübungen
e) eine Stunde Mittagsruhe
f) Luft, Wärme und Licht — eine Hydrotherapie, die die Zirkulation anregt, wie wechselwarme Fußbäder, wechselwarme Duschen, Rumpfwickel
g) einen gut funktionierenden Darm: bei Verstopfung alle 2 Tage ein Kamillenklistier anwenden
h) eine Diät, die frei von Salz und Reizmitteln ist

Achtung: Das Übergewicht ist der größte Feind des Herzens! Wenn Sie korpulent sind, sollten Sie zuallererst Ihr Gewicht regulieren, damit Ihr Herz entlastet wird.

Die Diät ist bei allen Herzleiden dieselbe:

1. Die ersten zwei Tage:

Fasten, im Bett bleiben und viermal täglich 200 g Grape-
fruit- oder Orangensaft trinken.

2. Während einer Woche:

täglich:
4 große Gläser Fruchtsaft
150 g frischer Gemüsesaft
150 g Mandelmilch (Rezept s. Seite 154)
Zweimal täglich 150 g Molke
Hagebutten- oder Solidagotee (1—2 Tassen), falls Sie
nicht genügend Wasser ausscheiden (Rezept Seite 164)
Und vergessen Sie nicht, daß die Verdauung durch den
erhöhten Blutbedarf des Verdauungsapparates das Herz
belastet und ermüdet, Sie unterstützen es daher, indem
sie anstelle der üblichen 2 Hauptmahlzeiten mehrmals
einen kleinen Imbiß einnehmen.

3. Die folgenden Wochen — bis zur Besserung Ihres Zustandes: salzlose Diät

Frühstück
Müesli oder Früchte
Salzloses Vollkornbrot — Pflanzenmargarine, Hagebut-
tentee

Mittagessen
Frische Früchte
Rohgemüse mit Sonnenblumenöl und Kräutern (Rezepte
Seite 137)
Gemüsebouillon
Gekochtes Frischgemüse oder Kartoffeln oder Getreide

Abendessen
Müesli und Früchte
Suppen, Kartoffeln mit Vollkornbrot
Hagebuttentee

Im Laufe des Tages
150 g Pflanzenmilch (Mandeln, Sesam, Pinienkerne) und
300 g Molke, verteilt auf verschiedene Zwischenverpfle-
gungen

Äußerliche Behandlung:

Luftbäder
Ausgezeichnet für den Kreislauf, die Haut und das Herz.
Sich im Badekostüm oder, wenn möglich, ganz nackt
während 5 Minuten im Schatten ausstrecken. Langsam
steigern.
Natürlich kann man ein solches Luftbad nur bei mil-
den und relativ warmen Witterungsverhältnissen durchführen.

Armbäder
Beruhigend, ausgezeichnet für das Herz, löst Stauungen
im Kopf und in den Lungen. Diese Behandlung ist vor
allem angezeigt bei Brustangina, da sie eine Erweiterung
der Koronararterien bewirkt.
Man taucht die Arme bis über die Ellenbogen in
warmes Wasser ($38°$ C) und gibt heißes Wasser zu, bis
die Temperatur auf $45°$ C ansteigt, Dauer: 20 Minuten.
Anschließend eine halbe bis eine ganze Stunde Bettruhe
einhalten.

Wechselwarme Fußbäder
Beruhigend, lindern Kopfschmerzen und Schlaflosigkeit,
sind auch ausgezeichnet bei Frostbeulen und Krampfadern.

Man nehme zwei Becken, eines mit heißem Wasser
(45° C) und das andere mit kaltem Wasser.
Man tauche die Füße abwechselnd 3 Minuten ins
heiße und eine halbe Minute ins kalte Wasser, je dreimal
hintereinander; mit kaltem Fußbad aufhören.

Heiße Umschläge
führen zur Erweiterung der Koronararterien, angezeigt
bei Herzleidenden und Kranken, die unter Brustangina
leiden.
Man appliziert sie feucht oder trocken (eine simple
Wärmeflasche genügt vollkommen) auf die Herzregion.
Achtung: Nicht auskühlen lassen. Notfalls können sie
durch Alkoholumschläge ersetzt werden.

Wechselwarme Duschen
Man nehme während 10 Minuten eine sehr heiße Dusche, auf die eine kalte folgt. Die kalte Dusche darf
höchstens 20—40 Sekunden dauern.

Rumpfwickel
Genau wie Prießnitzwickel (siehe Wörterverzeichnis
Seite 240), aber man wickelt nur den Rumpf, von den
Achselhöhlen abwärts bis zu den Oberschenkeln, ein.

Krampfadern

Viele Frauen schreiben das Auftreten von Krampfadern
einer Schwangerschaft zu, aber das ist zumeist ein Irrtum.
Krampfadern entstehen nicht plötzlich, sie sind die Folge
einer Venenschwäche.
Mit 20 Jahren sollten Sie Ihre Beine untersuchen.
Wenn sich an den Fesseln und Knien winzige bläulich-

rote Venen abzeichnen, sollten Sie sich ohne zu zögern pflegen. Und das heißt in diesem Falle, eine gewisse Lebensdisziplin einhalten:

- Gewicht und Ernährung überwachen. Cholesterin und Eiweiße belasten die Veneninnenwände und rauben ihnen ihre Elastizität.

- Sich körperlichen Übungen unterziehen, die auf die Venen einen Muskeldruck ausüben und dadurch verhindern, daß das Blut langsam zirkuliert und sich staut (Wandern, Laufen, Schwimmen).

Hat sich das Übel bereits eingestellt, haben Sie allen Grund, den Ratschlägen Dr. Bircher-Benners zu folgen, denn es droht Gefahr, daß Sie an offenen Venen oder gar an einer Venenentzündung erkranken könnten, die Sie für Monate immobilisieren kann.

Wie lauten seine Ratschläge?

1. Während dreier Tage eine Entgiftungskur durchführen, bei der Sie nur Frucht- und Gemüsesäfte sowie diuretische Kräutertees trinken.

2. Mindestens während eines Monats folgende Diät einhalten:

Frische Fruchtsäfte: alle
Frische Gemüsesäfte: alle
Pflanzenmilch: mit Nüssen, Mandeln usw.
Kräutertee: Hamamelis
Suppen: verschiedene aus frischem Gemüse, Gemüsebouillon
Gekochte Gemüse: alle
Getreide: alle, Vollkornbrot, Müesli
Fleisch: wer es nicht missen kann, einmal pro Woche. Während einer Krise ist es absolut verboten.
Fisch: dito

Fett: 10—15 g frische Butter oder Pflanzenmarga-
rine, naturbelassene kaltgepreßte Pflanzenöle
Milchprodukte: Milch, Käse, Weichkäse, die wenig
gesalzen sind, Quark, Magermilch, Sauermilch
Zucker: Rohrzucker, Honig, Melasse
Kaffee: koffeinfrei, hin und wieder
Salz: gemäß ärztlicher Vorschrift
Getränke: Kräutertees, Fruchtsäfte, Gemüsebouillon
Völlig verboten: Wein, Schnaps, Bier, Aperitif, Kakao

Äußerliche Behandlung:

A. *Ausruhen:* Sich mehrmals täglich ausruhen, und sei es
auch nur für 10 Minuten, indem man sich hinlegt und
Füße und Beine höher lagert als den Kopf, da dies die
Blutzirkulation fördert. In der gleichen Lage schlafen.

B. *Sonnenbäder:* Solche sind zwischen 7 und 9 Uhr oder
zwischen 16 und 18 Uhr durchzuführen, um eine allzu
intensive Sonnenbestrahlung zu vermeiden. Diese erweitert die Venen, statt sie elastisch zu machen.
Achtung: Sonnenbäder sind bei Bluthochdruck strengstens untersagt.

C. *Kalte Duschen:* Diese sollten sofort auf die Sonnenbäder folgen. Andernfalls kann man den Körper durch eine
sehr heiße Dusche aufwärmen, bevor man kalt abduscht.

D. *Wechselwarme Fuß- und Wadenduschen*

E. *Gehen und Gymnastik*
Soviel wie möglich barfuß gehen, zu Hause und in den
Ferien am Strand, Schwimmen ist die beste Gymnastik
für die Beine.

Leber(krisen)

Wer hat noch nie eine «Leberkrise» gehabt? Verdauungsbeschwerden, belegte Zunge, gelbe Hautfarbe, Übelkeit,
Erbrechen, Blähungen, Niedergeschlagenheit — all diese
Symptome werden zu Recht oder zu Unrecht einer un-
genügenden Leberfunktion zugeschrieben.

Unsere denaturierten Nahrungsmittel führen der Le-
ber erwiesenermaßen nicht all jene Stoffe zu, die für sie
gesund wären. Sie erhält all dies durch eine Bircher-Kur.
Die Leber reagiert auch auf Ärger und Aufregungen:
Psychisches beeinflußt sie ebensosehr wie Körperliches.
Daher erfordert die Heilung eines Leberleidens eine
strenge Disziplin. Auch hier gilt es in erster Linie, die
Wurzeln des Übels zu beseitigen.

Für Dr. Bircher-Benner beruhten solche Leberstörun-
gen sehr oft auch auf anderen als moralischen Ursachen.
Eine «Leberkrise» kann das Anzeichen einer ernstlichen
Erkrankung sein: Gelbsucht, Leberentzündung usw.
Oder aber sie weist auf eine gewisse vorzeitige Abnüt-
zung des Organs infolge Überbelastung oder Miß-
brauchs hin.

Vorsicht: Lassen Sie Ihren Arzt die Diagnose stellen.
Er kann die zugrunde liegenden Ursachen durch die erforderlichen Untersuchungen genau abklären.

Äußerliche Behandlung:

a) Führen Sie ein möglichst geregeltes Leben.
b) Acht Stunden Schlaf und eine Siesta von 20 Minuten
    nach dem Mittagessen.
c) Täglich mindestens zwei kleine Spaziergänge unter-
    nehmen: einen nach dem Aufstehen und einen vor
    dem Zubettgehen.

d) Täglich eine warme Dusche nehmen (nie kalt, das wäre ein Schock für die Leber). Und im Sommer (vor allem bei einer Krise) heiße Leberkompressen machen.

e) Sport ausüben, aber nur leichten: Schwimmen, Golf, Wandern. Jede große Ermüdung vermeiden.

f) In regelmäßigen Zeitabständen Ferien einschalten, wenn auch nur kurze. Wenn es möglich ist, alle 2 — 3 Monate eine Woche. Man ist auch mit dem Weekend auf dem Land zufrieden.

g) Ärger, Streit, Wut und Aufregungen wenn möglich meiden. Sie müssen es Ihre Umgebung wissen lassen, daß Ruhe ein Teil Ihrer therapeutischen Behandlung ist.

h) Unterstützen Sie zudem Ihre Leber in deren Funktion:

1. *indem Sie meiden, was sie nicht verträgt:*
Das ist individuell verschieden. Für den einen sind es Eier, für den anderen Butter, Öl, Rahm, Schokolade ... Darüber müssen Sie sich selbst klarwerden.

2. *Bei einer Krise und während ihrer ganzen Dauer:*
Einen Tag fasten und nur Bittertee trinken (siehe Seite 165); empfehlenswert sind Fruchtsäfte, mit Zitronensaft gemischt. Aufgüsse in großer Menge.
Abends ein heißes Fußbad, dann ein Prießnitzwickel und früh zu Bett gehen.
Auf diesen Fastentag kann die nachstehende Kur folgen, die leicht durchzuführen und sehr wirksam ist:

Ölkur
Achtung: Es kann sein, daß die Leber das Öl nicht verträgt, dann muß auf diese Kur verzichtet werden.

Beim Aufstehen:
1. Ein Minzentee oder ein Bittertee
2. 1 Eßl. kaltgepreßtes Pflanzenöl mit einigen Tropfen Zitronensaft
3. ein Thymiantrank
4. eine heiße Leberkompresse auflegen und eine halbe Stunde im Bett bleiben, dann Diät.
Diese Kur soll 2 — 3 Wochen dauern.

Meerrettichkur
1 Pfund Meerrettich, fein geraffelt, in 2 Litern Wasser 5 Minuten kochen, dann 24 Stunden ziehen lassen und durch ein Sieb streichen.
Während drei bis vier Wochen vor jeder Mahlzeit ein großes Glas voll trinken.

Nachstehende Diät befolgen:
Rohe Gemüsesäfte mit einigen Tropfen Zitronensaft: Rübchen, Rettich, Sauerkraut, Löwenzahn
Frische Früchte: vor allem in dünne Scheiben geschnittene Äpfel
Rohgemüse: geraffelt und mit Zitronensaft und ein wenig Buttermilch gewürzt: Rübchen, Rettich
Gekochte Gemüse: Saisongemüse außer Kohl, Kartoffelstock mit ein wenig Buttermilch, Artischocken (ausgezeichnet für die Leber).
Suppen: Gemüsebouillon ohne Fett
Getreide: als Brei oder Suppen ohne Fett, ein Schnippelchen Vollkornbrot, Hirse oder Gerstenflocken, Leinsamen, Haferflocken
Fette: keine
Milchprodukte: Magerquark, Magerjoghurt, Buttermilch nach Wunsch
Absolut verboten: Rahm, Margarine, erhitzte Öle, braune Butter

Getränke: Aufgüsse aus Minze, Enzian, Sternanis, Bittertee (3 — 4 Tassen täglich). Mineralwasser (wenn vom Arzt empfohlen)
Zucker: durch Honig ersetzen
Völlig meiden: alle tierischen Fette, Margarine, Öl, Eier, Schokolade, scharfe Gewürze wie Senf, Pfeffer usw., Reizmittel wie Alkohol, Tabak, Kaffee

3. *Nach überstandener Krise während eines Monats folgende Diät befolgen:*
Rohe Früchte: alle frischen
Dörrobst: Weinbeeren und Feigen
Rohgemüse: grüne Salate, Rübchen, Randen, Chicorée, Endivien, Löwenzahn, Blumenkohl, Sauerkraut
Gemüse, gekocht: alle, auch Kartoffeln, aber im Dampf gekocht, und nur mit wenig frischer Butter
Ausnahmen: Kohl darf nur roh gegessen werden
Suppen: Gemüsebouillon nach Wunsch, sie ist der Freund der Leber, da sie kein Fett enthält
Brot: Vollkornbrot
Getreide: geschrotetes Vollgetreide oder als Flocken, Brei und Müesli
Fett: frische Butter (höchstens 20 g täglich), Pflanzenöl, kaltgepreßt
Milchprodukte: Joghurt nach Wunsch, Vollmilch meiden
Pflanzenmilchgetränke: alle
Zucker: durch Honig ersetzen
Fleisch: wer es nicht missen kann — einmal pro Woche grilliert und nur am Schluß der Diät
Fische: nur magere — einmal pro Woche am Schluß der Diät
Zu meiden sind: Rahm, Nüsse, Weißbrot, Milch, Würste, Weißmehl, Weißzucker, Eier, fettes Fleisch und im Fett gebackene Fische.

Absolut verboten sind: Alkohol, zerlassene Fette, Innereien, Fritüren, Saucen, Süßigkeiten, Schokolade, fetter Käse, Mayonnaise, Eiscreme und eisgekühlte Getränke.
Wichtig: Achten Sie darauf, daß Ihr Darm regelmäßig entleert wird. Bei Verstopfung ein Kamillenklistier (1 Liter) anwenden.

Müdigkeit

Hier ist nicht die Rede von jener Müdigkeit, die wir am Abend eines arbeitsreichen Tages verspüren. Die Anstrengungen, die uns ein Arbeitstag auferlegt, macht der Schlaf einer Nacht wieder wett.

Doch heute beschweren sich mehr und mehr Menschen über ein permanentes Gefühl der Müdigkeit, das sich schon beim Aufstehen bemerkbar macht. Auch wenn man es in den ersten Stunden des Tages überwindet, macht es sich im Laufe des Tages von Stunde zu zu Stunde wieder mehr bemerkbar. Diese Müdigkeit kann Symptom einer latenten organischen Störung sein wie einer Anämie, einer Diabetes, einer Tuberkulose, einer Unterfunktion der Schilddrüse oder der Nebennierenrinde, von Darmparasiten oder einer versteckten Infektion. Es ist deshalb unerläßlich, sich einer gründlichen ärztlichen Untersuchung zu unterziehen, damit das eigentliche Leiden und nicht nur sein Symptom bekämpft werden kann. Es wäre falsch, die Auswirkungen der Müdigkeit mit Weckaminen oder Aufputschmitteln wie Kaffee und Alkohol zu überspielen. *Müdigkeit ist wie Fieber oder Schmerz ein Alarmzeichen, das man beachten muß.*

Unsere so häufig verspürte Müdigkeit ist eine Zeitkrankheit, bedingt durch die Übel unseres modernen

Alltags mit seiner ständigen nervlichen Belastung, seiner Hektik, seinem Lärm, seiner ewigen Jagd von einem Ort zum andern, die uns Schlaflosigkeit beschert — den Preis für all die Aufregungen.

Wir können uns jedoch auch so abgespannt fühlen, weil eine Selbstvergiftung des Organismus infolge unausgewogener oder ungesunder Ernährung durch denaturierte Nahrungsmittel oder zu rasch hinuntergeschlungenen Mahlzeiten vorliegt. Das kann sehr gefährlich sein. Eine Bircher-Benner-Kur kann solchen Ermüdungserscheinungen sehr rasch abhelfen. Man kann sie ohne weiteres bei sich zu Hause durchführen.

A. Beginnen Sie mit einer kleinen Gewissensforschung. Die Müdigkeit ist oft zumindest teilweise psychosomatisch bedingt. Verdrängte Sorgen sind wie ein Abszeß, der nicht reifen kann und somit den ganzen Körper vergiftet. Es ist besser, seinen Befürchtungen offen ins Gesicht zu sehen und sich damit auseinanderzusetzen, als sich davon hinterlistig unterkriegen zu lassen.

Dr. Bircher-Benner pflegte seinen Patienten zu sagen: «Sie allein sind für Ihre Müdigkeit verantwortlich. Sie allein müssen die Gründe dafür ausfindig machen.»

B. Versuchen Sie vorübergehend, Ihre täglichen Pflichten einzuschränken. Es ist besser, sich ein wenig in der Arbeit und im Vergnügen zu bescheiden, als plötzlich auf das ganze aktive Leben verzichten zu müssen.

C. Befolgen Sie eine Diät, die sie gleichzeitig entgiftet und Ihnen die Lebenskraft und die Dynamik zurückgibt, deren Sie bedürfen.

Die Diät

Um sie zu befolgen, ist es vorteilhaft, sich zumindest die ersten 48 Stunden ins Bett zu legen. Deshalb sollten Sie diese Kur an einem Samstag oder Sonntag beginnen.

Nach diesem Ruhetag verlangt auch Ihr Körper. Aber normalerweise geben Sie ihn ihm nicht, da das Wochenende mit seinen meist üppigen Menüs für den Organismus allzuoft nur eine weitere Überbeanspruchung bedeutet.

1. Tag:

Frühstück
200 g frischer Fruchtsaft

Mittagessen
200 g frischer Gemüsesaft mit einigen Tropfen Zitronensaft

Abendessen
200 g Orangensaft. Dazu während des Tages 2 Tassen Solidagotee (siehe Seite 164).

2. Tag:

Frühstück
1. Müesli, Äpfel und Joghurt
200 g frischer Fruchtsaft

Mittagessen
Rohkost (irgendeine Sorte)
200 g frischer Gemüsesaft mit einigen Tropfen Zitronensaft

Abendessen
Wenn Sie die Notwendigkeit verspüren, nehmen Sie zu den 200 g Fruchtsaft noch ein Müesli.

Während einer Woche:

Frühstück
200 g frischer Fruchtsaft
1 Joghurt oder 1 Müesli oder
1 Getreidebrei mit Früchten

Mittagessen
Früchte, Rohkost
Gekochtes Gemüse oder Getreide

Abendessen
Frische Früchte, Müesli,
1 Scheibe Vollkornbrot
Quark

Getränke
Hagebuttentee

Während eines Monats (mindestens):

Frühstück
Rohe Früchte
Müesli — gleiche Anmerkung wie oben

Mittagessen
Rohe Früchte
Rohkostsalat
2 Gerichte aus gekochtem Gemüse oder eine Suppe und
ein Gemüse
Vollkornbrot
Dessert

Abendessen
Rohe Früchte
Müesli und Vollkornbrot und unvergorener Käse (Cottage Cheese usw.)

Getränke
Hagebuttentee

Anmerkung: Weizenkeime und rohe Getreide sind besonders energiereich und dynamisierend und deshalb empfehlenswert.

Äußerliche Behandlung:

Während der ganzen Kurdauer:
a) Wenn möglich jeden Morgen einen Spaziergang von einer halben Stunde. Sich zu Fuß zur Arbeit begeben, wenn der Arbeitsplatz nicht zu weit entfernt ist. Aber früh genug aus dem Hause gehen, damit man nicht «sprinten» muß. Am Wochenende ausgedehnte und ruhige Spaziergänge über Land unternehmen.
b) Morgens und abends wechselwarme Duschen nehmen (siehe Wörterverzeichnis Seite 241)
c) Nach dem Mittagessen eine Stunde ruhen, wenn möglich an der Sonne.
d) Nach dem Abendessen eine halbe Stunde spazieren.
e) Um 21 Uhr zu Bett gehen — bei Schlaflosigkeit vorher eine Schale Lindenblütentee trinken.

Rheumatismus

Es war das *Royal Force Hospital* in London, das als erstes aufgrund medizinischer Verifizierung filmischen Anschauungsmaterials die unbestreitbar gewordene Autorität Dr. Bircher-Benners auf dem Gebiet der Rheumatologie anerkannte.

Die in Frage stehenden Heilungserfolge waren so aufsehenerregend, daß man sie, wären sie in einem früheren Jahrhundert erfolgt, als Wunder erklärt und Dr. Bircher-Benner als Häretiker verbrannt oder ihn zum Heiligen ernannt hätte.

In jenem Spital befand sich damals unter den Patienten eine Frau, die dermaßen stark an Arthritis litt, daß sie völlig unbeweglich war. Man hatte alles versucht, um ihr wenigstens Linderung zu verschaffen. Umsonst. Ein Arzt schlug als letzte Hoffnung die Zürcher Klinik vor. Die Kranke verbrachte mehrere Monate bei Dr. Bircher-Benner. Bettlägerig war sie gekommen, geheilt ging sie wieder nach Hause.

Um sicherzugehen, daß es sich dabei nicht um Zufall oder um einen Einzelfall handelte, entschlossen sich die englischen Ärzte, die Bircher-Behandlung bei 12 Arthritikern, die alle als unheilbar galten, in ihrem Spital durchzuführen und anhand von Filmaufnahmen die fortschreitende Heilung zu registrieren.

Dieser Film ist ein erschütterndes Dokument: Zuerst sieht man die 12 Patienten unbeweglich in ihren Betten liegen, völlig auf ihre Krankenschwestern angewiesen. Dann, im Verlaufe der Tage, beginnen sich diese menschlichen Statuen zu bewegen. Hier ist es ein Fuß, der sich zuerst bewegt, dort ein Kopf oder ein Finger. Und die Augen der Patienten leuchten vor Freude.

Von den 12 Patienten verlassen mehr als die Hälfte das Spital auf eigenen Beinen, den Koffer in der Hand, von ihrem Leiden befreit. Die anderen stellen eine eindeutige Besserung ihres Zustandes fest, keine Schmerzen und keine Schmerzmittel mehr. Die Krankheit, die man als unheilbar einstufte, läßt wieder Raum für Hoffnung.

Die Bircher-Kur hat mit Hexerei nichts zu tun. Sie kann leicht von jedermann durchgeführt werden. Arthritis ist eine Gelenkentzündung als Folge einer Degeneration des Knorpels. Man könnte diesen mit einer Schaumstoffeinlage vergleichen, die die Knochen und die Pfannen umgibt. Seine Entartung entwickelt sich zusammen mit dem Verschwinden der normalen Darmbakterienflora.

So sind fast alle Menschen, die an chronischer Verstopfung leiden, tatsächliche oder potentielle Rheumatiker.

Durch ihre reichliche Zufuhr von Enzymen regeneriert die Rohkostdiät die Darmbakterienflora. Sie wirkt sich auf die Arthritis auch heilsam aus durch eine allgemeine und gezielte Entgiftung des Knorpels.

Chronischer Gelenkrheumatismus ist zwar keine tödliche Krankheit, doch lebendigen Leibes tot zu sein, ist ein sehr hartes Schicksal.

Wie der Versuch des *Royal Force Hospitals* beweist, hat ein Rheumatiker, der die Bircher-Kur befolgt, eine gute Chance, geheilt zu werden oder zumindest eine spürbare Besserung seines Zustandes zu erzielen.

Achtung: Die Diätanweisungen müssen ganz genau befolgt werden. Sie verlangen viel Geduld und guten Willen.

1. *Beseitigung aller Infektionsherde*
Oft wird ein Rheumaschub durch einen Infektionsherd ausgelöst: die beiden häufigsten sind Mandeln und Zähne. Man kann bei einer Neuralgie, welcher Art sie auch sei, nicht genug empfehlen, sich einer gründlichen Zahnuntersuchung zu unterziehen. Ein unbemerkter kranker Zahn kann die Ursache zahlreicher Übel sein.

2. *Rheumadiät*
Achtung: Während mehrerer Wochen (mindestens 3 — 4) muß sich der Patient ausschließlich mit Rohkost ernähren und alle tierischen Fette und Eiweiße meiden.
Frische Fruchtsäfte: alle
Rohe Gemüsesäfte: alle
Rohe Früchte: alle, darunter Nüsse und Mandeln

Rohgemüse: alle, darunter Sauerkraut, viel Kohl und Zwiebeln

Küchenkräuter: Petersilie, Schnittlauch, Kerbel, Knoblauch, Thymian, Basilikum, Bohnenkraut, Salbei, Rosmarin, Estragon usw.

Saucen: aus Zitronensaft und ein wenig kaltgepreßtem naturbelassenem Pflanzenöl

Getreide: roh, Müesli

Sobald sich eine spürbare Besserung einstellt, ergänzt man diese Rohkostdiät durch:

Bouillon: aus frischem Gemüse

Brei: aus rohem Vollgetreide

Gekochte Gemüse: alle, auch Kartoffeln im Schlafrock

Fette: höchstens 20 g Butter oder Pflanzenmargarine täglich

Käse: Quark oder Käse in kleinen Mengen

Vollkornbrot: 2 — 3 Scheiben täglich

Strikte verboten sind: Fleisch, Fisch, Krustentiere, Konserven, andere Milchprodukte als die angegebenen, Eier, Salz, scharfe Gewürze, Kaffee, Alkohol, Tabak

Diese Diät muß manchmal einige Monate durchgehalten werden, bis sich eine Besserung oder gar eine Heilung einstellt, aber eine solche wird im allgemeinen schließlich erreicht.

Äußerliche Behandlung:

3. *Physiotherapie*
   Bei akutem Rheumatismus (Fieber, geschwollene Gelenke, Schmerzen, evtl. Herzbeschwerden):
   - *Ruhe:* vollständige, im Bett
   - *Prießnitzwickel* (siehe Wörterverzeichnis Seite 240), Kohlblätterumschläge um die befallenen Gelenke (siehe Wörterverzeichnis Seite 233)
   - *Umschläge:* kalte mit Wasser und Lehm

– *Lichtbäder:* leichte (siehe Wörterverzeichnis
Seite 235.)
– *Entspannung*
Bei chronischem Rheumatismus (Kältegefühl, Glieder-
steife, Verformungen und Gelenkversteifung):
– heiße Bäder, sie können abwechslungsweise mit
Kräutern, Lehm, Schlamm (siehe Wörterverzeich-
nis Seite 235), Schwefel, Kastanienextrakt oder als
Lichtbäder genommen werden.
– *Bäder in heißem Sand:* für die Hände (siehe Wörter-
verzeichnis Seite 235)
– *Sonnenbäder*
– *Sauna:* ebenfalls ausgezeichnet

4. *Dynamische Hydrotherapie* (Prießnitz- und Kneipp-
Güsse, Wechselduschen)
Achtung: Sobald Sie sich besser fühlen, muß mit
einer angepaßten Bewegungstherapie begonnen werden. Dazu bedarf es eines Physiotherapeuten.
Bei Einwilligung des Arztes kann zu all dem auch
noch Elektrotherapie eingesetzt werden.

5. *Vorbeugephysiotherapie*
Um Rückfälle zu vermeiden, sollte ein Exrheumati-
ker nach seiner Genesung

a) ein ruhiges und geregeltes Leben führen
b) sich körperlich betätigen, nicht um sich zu er-
schöpfen, sondern um in guter Form zu bleiben,
(Wandern, Gymnastik, leichter Sport)
c) täglich Lichtbäder und so oft wie möglich Sonnenbäder nehmen,
d) täglich Wechselduschen nehmen (sehr heiße und
sehr lange Bäder sind kontraindiziert)
e) täglich 8 Stunden schlafen.

Schlaflosigkeit

Schlaflosigkeit ist keine Krankheit, obschon Schlafmanko zu ernsthaften Nervenstörungen führen kann. Wer zum Arzt geht, weil er nachts «kein Auge zutun kann», erhält von diesem meist ein Schlafmittel verordnet. Schon sehr bald wird er die Dosis erhöhen müssen, um in jenen schweren und traumlosen Schlaf zu versinken, der einen keineswegs erfrischt, sondern am nächsten Morgen mit schwerem Kopf aufwachen läßt, so daß man gezwungen ist, Amphetamine zu nehmen. Einmal in diesen Teufelskreis geraten, wird der Betreffende sehr bald zum Kanditaten für nervöse Depressionen und zum Klienten für Neurologen und Psychiater.

Welches sind die Ursachen von Schlaflosigkeit? Sie ist sehr oft durch die sitzende Lebensweise oder zu üppiges Essen am Abend bedingt. Eine weitere Voraussetzung kann in einer stetigen seelischen Anspannung bestehen: widrigen Umständen, Sorgen, belastenden Gedanken, die einen trotz Erschöpfung nie ganz loslassen und damit den Schlaf vertreiben. Doch gegen solch bedrückende Ängste vermögen auch die wirksamsten Medikamente nichts auszurichten.

Hier gilt es allerdings zu beachten, daß das Schlafbedürfnis nicht bei allen Menschen gleich groß ist. Wieso sollte jemand unbedingt — koste es, was es wolle — acht Stunden schlafen, wenn sein Organismus sich mit sieben oder sechs oder noch weniger Stunden zufriedengibt?

Wenn sich Dr. Bircher-Benner einem Patienten gegenübersah, der unter Schlaflosigkeit litt, erinnerte er sich jeweils unwillkürlich an jene schreckliche Nacht, die er — gemäß «ärztlichem Rezept» — einst in einer Kneipe inmitten betrunkener Studenten verbracht hatte.

Er dachte aber auch an die heilsamen Prießnitzwickel, die ihm den Schlaf wiedergeschenkt hatten, und er verschrieb sie seinem Patienten. Er empfahl diesem, um 8 Uhr zu Bett zu gehen, damit er von der ersten, den erholsamsten Stunden der Nacht profitieren könne. Sollte der Betreffende im Laufe der Nacht aufwachen, und sei es auch morgens um 3 Uhr, riet er ihm zu einem kurzen Spaziergang. Darnach würde er bestimmt wieder herrlich weiterschlafen.

Ein *Glas Milch* vor dem Zubettgehen kann dank dem Kalziumgehalt der Milch zu einem guten Schlaf verhelfen.

Eine Tasse Lindenblütentee mit einem oder zwei Löffeln Orangenblüten oder eine Tasse Orangenblütentee können mit einigem Erfolg bei Einschlafschwierigkeiten oder zwecks vorbeugender Beruhigung getrunken werden (siehe Rezept Seite 164). Doch bei hartnäckiger Schlaflosigkeit können sie nur zusammen mit dem Prießnitzwickel helfen (siehe Wörterverzeichnis Seite 240).

Übergewicht

Übergewicht ist nicht nur unästhetisch, sondern auch gefährlich. Es kann einen langsamen Zerfall des Organismus zur Folge haben und wirkt sich nachteilig auf den Knochen- und Gelenkapparat aus, bedingt Veränderungen der untern Extremitäten und begünstigt Arthrose.

Übergewicht kann zu Gewichtsdiabetes führen und ist einer der entscheidenden Faktoren für Arteriosklerose, Bluthochdruck sowie Herz- und Kreislaufstörungen. Der Übergewichtige lebt nicht nur unbequem, sondern auch weniger lang. Jedes Kilo, das über dem Normalgewicht liegt, verkürzt das Leben um ein Jahr.

Soviel zum Mythos des «gutmütigen Dicken» und des «Bonvivant». Obwohl es manchmal den Anschein hat, als ob der Dicke relativ wenig esse, begeht er doch den Fehler, mehr zu essen, als sein Organismus braucht. Nur in seltenen Fällen ist das Übergewicht die Folge von Hormonstörungen oder eines besonderen Leidens. In den meisten Fällen liegt es ausschließlich an einer zu reichlichen Ernährung, deren Wurzeln jedoch oft tiefer liegen. Dr. Bircher-Benner pflegte diese Patienten sehr gründlich zu untersuchen und widmete ihnen in seinen Konsultationen meist besonders viel Zeit.

Die Grundursachen des Übels sind unterschiedlich. Man ißt selten zuviel, weil der Hunger zu groß ist. Die Eßlust der Übergewichtigen dient sehr oft als Tarnung. Sie ist die Zuflucht der Einsamen, Traurigen, Schüchternen und die Kompensation für die «Ungeliebten». Der Fall der Frau, die zunimmt, weil sie ihren Mann verloren oder das Bestreben zu gefallen aufgegeben hat, ist beinahe klassisch. Die Willensschwäche, die den Patienten daran hindert, eine Diät einzuhalten, beruht im allgemeinen auf psychischen Ursachen.

Es gibt keine Wunderkur gegen Übergewicht. Das ist eine harte Tatsache. Auf jeden Fall wird niemand sich von diesem Übel befreien können, wenn er sich dessen Ursachen nicht bewußt wird. Die meisten haben Jahre gebraucht, um die überflüssigen Kilo zuzulegen, sie werden in Kauf nehmen müssen, daß es Monate braucht, um diese wieder abzubauen.

Alle Leiden, die auf Ernährungsfehler zurückgeführt werden können, lassen sich durch Bircher-Benner-Diätkuren wirksam behandeln.

Die Schlankheitskur nach Bircher-Benner ist auch insofern mustergültig, als man dadurch die nach und nach abgebauten Kilo endgültig loswird. Der Patient lernt eine neue Art der Ernährung kennen, die er beibehält.

Diese feinausgewogene Diät mag durch gewisse Aspekte überraschen, zum Beispiel durch die vorgeschriebenen «sechs Haselnüsse und vier Mandeln». Aber der Konsument dieser genau kalkulierten Quanten erhält die erforderliche Energie. Er muß sich daher strikte an die Rezepte halten.

Allgemeine Regeln

Die tägliche Flüssigkeit: 2 — 3 Gläser Solidagotee (siehe Seite 164). Dieses Diuretikum ist, über den Tag verteilt, zu trinken.
Zu jeder Mahlzeit 1 Glas Hagebuttentee (Seite 164).
Der Saft einer halben Zitrone wird allen anderen Frucht- und Gemüsesäften beigegeben.
Salate und Rohkost sollten pro Tag nicht mehr als 10 g kaltgepresste naturbelassene Pflanzenöle enthalten.
Kein Salz und keine scharfen Gewürze.
Bei Verstopfung: Kamillenklistiere, 1 — 2 Löffel Psylliumsamen oder Boldotee.
Ruhe: nach dem Mittagessen eine einstündige Siesta, früh zu Bett gehen.
Obligatorischer Spaziergang: morgens und abends je eine halbe Stunde.
Sonnenbäder: auf eine Stunde täglich beschränken.
Duschen: wechselwarme (siehe Wörterverzeichnis Seite 241).
Absolut verboten: Alkohol und Reizstoffe.

Erste Woche

Erster Tag — Bettfasten:

Frühstück
200 g Orangen- und Zitronensaft oder andere frische Fruchtsäfte

Mittagessen
200 g Karotten- oder Selleriesaft vermischt mit Zitro-
nen- oder einem andern frischen Saft
Abendessen
200 g Orangensaft

Erster Tag — Fasten ohne Bettruhe:
Frühstück
200 g Grapefruit- und Orangensaft
Mittagessen
Joghurt — 200 g Tomaten-, Spinat- oder Selleriesaft
Nachmittags
200 g Orangensaft
Abendessen
200 g Karotten- und Zitronensaft
150 g Joghurt
Getränke:
2 — 3 Tassen diuretischen Solidagotee während des Tages

Zweiter Tag:
Frühstück
150 g Orangensaft oder Müesli
150 g Joghurt
Mittagessen
1 Apfel oder 1 Birne oder sonst eine Frucht
Rohkost: zum Beispiel Kohl (Kümmel), Sellerie, Peperoni
(Schalotten)
Gekochtes Gemüse: zum Beispiel Lauch
Getreide und Kohlehydrate: 1 Sesamkartoffel
Abendessen
180 g Müesli — 10 g gemahlene Nüsse
Selleriebouillon mit Petersilie

1 Scheibe Vollkornbrot
50 g Quark (Schnittlauch)

Getränke:
Während der ganzen Kur täglich 500 g diuretischen Solidago-
tee trinken.
Zu jeder Mahlzeit 1 Tasse Hagebuttentee.

Dritter Tag:

Frühstück
150 g Mandarinen- und Zitronensaft
1 Getreidewaffel
150 g Joghurt

Mittagessen
1 Apfel, 1 Orange oder 6 frische Weinbeeren
Rohkost: Rapunzel, Randen, Petersilie, Schwarzrettich
Sellerie
Gemüsebouillon
Trockenfrüchte: 6 Haselnüsse, 4 Mandeln

Abendessen
1 Birne, 1 Apfel und Müesli

Milchprodukte: Quark (Kümmel)

Getränke: zu jeder Mahlzeit eine Tasse Hagebuttentee

Vierter Tag:

Frühstück
150 g Orangen- und Zitronensaft
150 g Müesli
1 Getreidewaffel

Mittagessen
1 Apfel, 1 Orange, 1 getrocknete Feige
Rohkost: grüner Salat oder Kresse, Tomaten (Rosmarin
oder Basilikum)

Rohes Sauerkraut (Wacholderbeeren)
Radieschen
Gekochtes Gemüse: Zucchetti, Spinat
Getreide und Kohlenhydrate: Vollreis (4 Löffel)

Abendessen
150 g Müesli
Gemüsebouillon
Getreide und Kohlenhydrate: 1 Scheibe Vollkornbrot
Milchprodukte: Quark (Schnittlauch)
Getränke: zu jeder Mahlzeit 1 Tasse Hagebuttentee

Fünfter Tag — reduzierte Tätigkeit:
Frühstück
200 g Orangen- und Zitronensaft

Mittagessen
200 g Mandarinensaft
200 g Spinat-, Karotten-, Selleriesaft
150 g Joghurt

Abendessen
200 g Grapefruitsaft
Gemüsebouillon
150 g Joghurt
Getränke: 1 Tasse Hagebuttentee zu jeder Mahlzeit

Sechster Tag:
Frühstück
180 g Müesli
1 Vollkorn-Getreidewaffel

Mittagessen
1 Apfel, 1 Orange
Rohkost: grüner Salat, Schwarzrettich (Kümmel), Gurke
mit Joghurtsauce

Abendessen
1 Birne
180 g Müesli mit 10 g gemahlenen Nüssen
2 Getreidewaffeln, 6 Nüsse, 4 Mandeln, 6 Haselnüsse
Milchprodukte: Quark (Kümmel)
Getränke: 1 Tasse Hagebuttentee zu jeder Mahlzeit

Siebter Tag:

Frühstück
200 g Orangensaft mit Zitrone oder Müesli
2 Getreidewaffeln
Joghurt

Mittagessen
Birne, Apfel, frische Weinbeeren (10 Stück)
Rohkost: grüner Salat. Tomate (Petersilie), Sellerie, Weiß-
kohl (Kümmel)
Getreide und Kohlenhydrate: Kartoffelstock (4 Löffel)

Abendessen
180 g Müesli
Gemüsesuppe
2 Scheiben Vollkornbrot
1 Quark

Getränke: 1 Tasse Hagebuttentee zu jeder Mahlzeit

Achter Tag — Früchtetag:

Frühstück
Früchte: 250 g; 1 Apfel, 1 Orange

Mittagessen
Früchte: 250 g; 1 Banane, 1 Mandarine

Abendessen
Früchte: 250 g; 1 Apfel, 1 Birne

Zweite Woche

Zweiter und dritter Tag:
Gleiche Diät wie am zweiten und dritten Tag der Vorwoche

Vierter Tag — Halbfasten:
Frühstück
250 g Orangensaft
150 g Joghurt
1 Tasse Hagebuttentee

Mittagessen
1 Orange, 1 Banane, 1 getrocknete Feige oder einige Weinbeeren
1 Tasse Hagebuttentee

Abendessen
1 Apfel, 1 Gemüsebouillon
1 Tasse Hagebuttentee
Tagsüber 500 g diuretischen Solidagotee trinken
Für den fünften, sechsten und siebten Tag gelten dieselben Diätanweisungen wie für den fünften, sechsten und siebten Tag der Vorwoche.

Dritte Woche

Lassen Sie die Fastentage weg und befolgen Sie die gleiche Diät wie am zweiten, vierten und siebten Tag der ersten Woche.

Vierte Woche

Diese beginnt man mit einem «Fruchtsaft»-Fastentag und befolgt an den andern Tagen die Diätvorschriften für den zweiten, vierten und siebten Tag der ersten Woche.

Falls man in diesen vier Wochen nicht genügend Gewicht verloren hat, gelten bis zur Erreichung des gewünschten Gewichts nachstehende Diätregeln:

Frühstück
Früchte
Müesli oder 2 Scheiben Vollkornbrot mit Butter oder Margarine
Hagebuttentee

Mittagessen:
Rohe Früchte, Rohkost, 2 gekochte Gemüse, Suppe oder Dessert
Hagebuttentee
Fette sind zu meiden (höchstens 30 g täglich), 1600 Kalorien im Tag nicht überschreiten.
Einmal pro Woche (zum Beispiel sonntags) einen Bett-Saft-Fastentag einschalten (im Bett ruhen und nur Früchte- und Gemüsesäfte trinken).
Konsolidierungskur während eines Jahres:

Einmal pro Monat:

Während eines Wochenendes die Diät des letzten Tages der ersten Kurwoche wiederholen.

Nach drei Monaten:

Die erste Kurwoche wiederholen.

Nach sechs Monaten:

Die erste und zweite Kurwoche wiederholen.

Nach einem Jahr:

Die drei ersten Kurwochen wiederholen.

Verstopfung

Aus Unwissenheit wird die Verstopfung auch heute noch für eines der unabänderlichen kleinen Übel des Daseins gehalten und schicksalsergeben in Kauf genommen. Chronisch geworden, führt dieses Leiden als Folge des Phänomens der «Autointoxikation» jedoch zu ernsthaften Krankheiten, wenn wir von den ungefährlichen, aber lästigen Folgen wie Pickel, Mitesser, unreinem Teint, schlechtem Atem, Kopfweh usw. absehen wollen. Ein täglich entleerter Darm ist das erste Unterpfand einer guten Gesundheit.

Verstopfung wird von Praktikern gern als Frauenkrankheit betrachtet, ohne daß sie dafür einen triftigen Grund nennen könnten. Oft kennt der traditionelle Arzt auch kein wirksames Mittel dagegen.

Verstopfung muß aber bekämpft werden, ob die Ursache nun eine chronische Dickdarmentzündung oder eine Darmträgheit, eine Folge des modernen Lebensrhythmus sei, der es ja manchem von uns oft verwehrt, sofort dem diskreten Drang seiner Därme nachzugeben, wobei jeder weiß, daß sich dieser Drang dann nur selten wieder meldet, wenn einmal der rechte Zeitpunkt verpaßt ist.

Eine der häufigsten Ursachen, die erwähnt werden müssen, ist der Mißbrauch von Abführmitteln. Laxative verursachen nämlich letztlich Darmträgheit, weil sie die Darmperistaltik, die von sich aus einsetzen sollte, rücksichtslos anregen. Zudem können sie — seien sie nun chemischen oder pflanzlichen Ursprungs — Reizungen zur Folge haben, da ihre Wirkung immer bedauerlich stark ist und einen Verlust an Mineralsalzen (Kalium) begünstigt. Schließlich — und das ist besonders ernst zu nehmen — bewirken sie ein günstiges Terrain für Krebs, indem sie fortwährend die Darmwand reizen.

Verstopfung ist eines jener Leiden, bei denen die Bircher-Benner-Therapie hervorragende Resultate verzeichnet. Wenn Sie diese Kur befolgen, können Sie in einigen Wochen davon geheilt sein. Aber — das ist sehr wichtig — Sie dürfen sie keinen einzigen Tag unterbrechen und gar keine Abführmittel einnehmen. Die Vorschriften müssen sorgfältigst beachtet werden.

1. *Während der Behandlung ernähren Sie sich ausschließlich mit*

> *frischen Früchten* der Jahreszeit sowie Rhabarber (Kompott, siehe Rezept Seite 151)
> *Trockenfrüchten:* Feigen, Pflaumen, Birnen
> *frischen Gemüsen:* hauptsächlich grünen, roh als Salat, drei Sorten Salat zum Frühstück mit vielen grünen Blättern (siehe Seite 142). Rohes Sauerkraut oder Sauerkrautsaft (siehe Seite 154)
> *Getreide:* gekeimtem Weizen, Diät auf der Basis von Kleie
> *Fett:* allen Pflanzenölen
> *Milchprodukten:* Joghurt, Buttermilch, Sauermilch
> *Breie:* Birchermüesli, Vollweizenbrei, Leinsamen; diese letzteren sind speziell gegen Verstopfung
> *Getränke:* Kräutertees, die mit Honig gesüßt werden, Apfelsaft

Nach einigen Wochen müssen Sie, je nach dem erzielten Resultat, die Kur konsolidieren, indem Sie mit der gleichen Diät fortfahren, sie aber ergänzen durch:

Vollkornbrot, Butter, im Dampfkochtopf gekochte Gemüse, Kartoffeln, Vollgetreide.

Um den Fortbestand der Heilung zu gewährleisten, sollten Sie inskünftig meiden:

Weißbrot, Weißmehl, Weißzucker, glasierten Reis, Schokolade, Saucengerichte, Alkohol, Süßigkeiten aller Art.

Falls trotzdem wieder Verstopfung auftritt, verlieren Sie keine Zeit und beginnen Sie sofort mit einer einwöchigen Bircher-Kur. Je mehr Sie allenfalls wieder in Ihre alten Eßgewohnheiten zurückfallen, um so größer ist die Gefahr neuerlicher Verstopfung. Sie können sich daher nur endgültig von Ihrem leidigen Übel befreien, wenn Sie Ihre Ernährung grundlegend ändern und sie, soweit wie möglich, der Bircher-Diät angleichen.

Wie dem auch immer sei, vergessen Sie nicht, daß chronische Verstopfung allen Krankheiten, auch Krebs, Tür und Tor öffnet.

Wörterverzeichnis

Abreibungen, wechselwarme

Regen die Blutzirkulation an, sind ausgezeichnet für die Haut. Alle Gliedmaßen nacheinander abwechselnd mit einem in heißes Wasser und einem in kaltes Wasser getauchten Tuch abreiben. Zuletzt mit trockenem Tuch frottieren.

Agar-Agar

Farblose Gelatine, die aus einem von Rot- und Braunalgen des Indischen Ozeans gewonnenen Stoff hergestellt wird. Man verwendet Agar-Agar für das Gelieren von Konfitüren und Cremes. Ist gut bei Verstopfung, da es die Darmpassage erleichtert.

Algen

Sporenpflanzen, die im Meer vorkommen und eine vielseitige Verwendung finden. Eßbare Algen unterscheiden sich von ungenießbaren durch ihren hohen Gehalt an Mineralsalzen und Brom[1].

---

[1] Chemisches Element aus der Gruppe der Halogene. Es gibt Natrium-, Kalium- und Magnesiumbromid.

Bäder

Algenbad
Dosierung gemäß Gebrauchsanweisung auf der Packung.

Armbad
Wirkt beruhigend, ist gut bei Blutstauungen in Kopf oder Lunge sowie für das Herz. Eignet sich als Behandlungsmethode bei Brustangina, da es eine Erweiterung der Koronararterien bewirkt.
Die Arme bis zu den Ellbogen in 38° heißes Wasser tauchen. Allmählich heißes Wasser nachgießen, bis die Temperatur 45° beträgt.
Dauer: 20 Minuten.
Anschließend ½ bis 1 Stunde im Bett ausruhen.

Beruhigungsbäder
a) *Fichtennadelbad* Dosis: 1 gehäufter Eßl. Fichtennadeln auf ein Bad
Temperatur: zwischen 37 und 38° C
Dauer: 10 bis 60 Minuten. Von Zeit zu Zeit heißes Wasser nachgießen, damit die Temperatur gleichbleibt. Je länger das Bad dauert, um so beruhigender wirkt es.

b) *Lindenblütenbad* Dosis: 5 g Lindenblüten in 1 Liter Wasser aufkochen. Diesen Absud in ein heißes Vollbad geben.
Temperatur und Dauer wie beim Fichtennadelbad.
Ist besonders gut für Kinder.

Fußbad, wechselwarmes
Wirkt beruhigend, lindert Kopfschmerzen, hilft bei Schlaflosigkeit, Frostbeulen und Krampfadern.
Man benötigt dazu zwei Becken, das eine mit 45° heißem Wasser, das andere mit kaltem Wasser gefüllt.

Man taucht die Füße 3 Minuten lang ins heiße und eine halbe Minute lang ins kalte Wasser, je dreimal. Mit kaltem Wasser aufhören.

Lichtbäder

müssen in einem Institut erfolgen, da man sonst Verbrennungen riskiert. Wirken entspannend und sind, vorsichtig dosiert, auch wohltuend für die Haut. Man kann ein solches Lichtbad auch vornehmen, indem man sich in ein Laken hüllt, um das Schwitzen zu fördern. Anschließend eine kalte Abreibung vornehmen und eine Stunde ruhen.

Luftbad

Gut für Herz und Kreislauf sowie für die Haut.

Sich im Schatten 5 Minuten im Badekostüm oder, wenn möglich, völlig nackt ausruhen. Zeitdauer langsam steigern. Solche Bäder sind natürlich nur bei warmer oder heißer Witterung möglich und nur dort, wo kein Luftzug herrscht.

Moorbäder

Gut bei Rheuma, Arthritis und Arthrose. Am wirksamsten sind Bäder mit Vulkanschlamm. Sie gelangen vor allem in Kurheilzentren zur Anwendung, doch ist in Apotheken Parafango (eine Mischung aus Schlamm und Paraffin) erhältlich. Dieses Produkt hat zwar nicht ganz dieselbe Wirkung wie frischer Schlamm, man erzielt damit aber trotzdem zufriedenstellende Resultate.

Sandbad, heißes

Gut bei Handrheumatismus.

Feinen und ganz trockenen Sand erhitzen, bei 40° Hände eintauchen und mit dem Sand spielen.

Sitzbad mit Eichenrinde
Entstaut die Blase bei Blasenentzündung oder -katarrh.
Dosis: 250 g für ein Sitzbad
Temperatur: 35 — 43°
Dauer: 15 — 20 Minuten
Zwei- bis dreimal wöchentlich

Sitzbad mit Heublumen
Entspannend, ausgezeichnet bei Schmerzen im Unterleib
und im Darmkanal.
Entstaut die Blase und hilft Wasser lösen. Begünstigt
die Monatsregel.

Sonnenbad
Gut für die Vitalität und die Haut. Begünstigt die Bildung von Vitamin D. Dauer: Mit 5 Minuten in Rücken-,
dann in Bauchlage beginnen und nach und nach bis zu
1 Stunde ausdehnen.
Sonnenbäder müssen stets mit einer kalten Dusche
beendet werden.
Vorsicht: Im allgemeinen für Herzleidende verboten.
Sie sollten das Sonnenbad durch ein Luftbad (siehe
oben) ersetzen.

Wechselbäder
Sind bei Herzleiden eine echte Hilfe, können aber praktisch nur in einer Klinik oder einem physikalischen Institut durchgeführt werden, da man dazu zwei Badewannen
benötigt. Zu Hause durch Wechselduschen ersetzen.

Beingüsse nach Kneipp
Diese sind vor allem Menschen mit schlechter Blutzirku-
lation oder Krampfadern und Geschwüren zu empfehlen.
Der Oberkörper bleibt bedeckt, und man gießt zuerst

warmes, dann kaltes Wasser über die Beine, wobei man von den Füßen nach und nach bis zu den Oberschenkeln emporrückt. (Man beginnt bei allen Kneipp-Güssen mit der vom Herz am weitesten entfernten Stelle.) Man sollte einen weichen Schlauch mit großer Öffnung verwenden, damit das Wasser in großem, druckschwachem Schwall über die Beine fließt.

Vorsicht: Die Füße des Patienten müssen bei Beginn gut durchwärmt sein. Auf gleiche Weise kann man auch Arm-, Schulter- und Rückengüsse durchführen.

Hefe

Hefe wird durch mikroskopisch kleine einzellige Pilze gebildet. Sie enthält hauptsächlich Eiweiß und Vitamine der B-Gruppe sowie andere Nährsalze und Ribonukleinsäure. Medizinisch wird sie gegen Furunkelbildung, Akne, Mykosen usw. verwendet. Im Reformhaus findet man verschiedene Hefepräparate und -extrakte.

Klistier

Rektale Injektion einer Flüssigkeit mit Hilfe einer Klistierspritze oder -birne.

Beim Kamillenklistier wird eine Handvoll Kamillen in einen Liter kochendes Wasser gegeben (Wasser abkühlen lassen, bis es nur noch handwarm ist).

Kompressen, heiße

Führen zur Erweiterung der Koronararterien. Gut für Herzkranke und Patienten mit Brustangina.

Feucht: Die Kompressen müssen eine gewisse Dicke aufweisen und von Zeit zu Zeit erneuert werden.

Trocken: Eine einfache Wärmeflasche genügt.

Körperwaschungen

Fieberkranke müssen, wenn nötig, mehrmals täglich mit kaltem Wasser abgewaschen werden. Dadurch entfernt man stickstoffhaltige Ausscheidungen und Salze, die durch das Schwitzen entstehen.

Wechselwarme Waschungen (mit heißem und kaltem Wasser) sind gut für Nierenkranke, die das Bett hüten müssen.

Körperwickel nach Prießnitz

Siehe Vollwickel, doch hier wird nur der Rumpf — von den Achselhöhlen bis zu den Oberschenkeln — eingewickelt.

Lehm

Aus Silizium und Eiweißstoffen gebildete Erde. Für medizinische Zwecke wird nur steriler Lehm verwendet. In natürlichem Zustand enthält er alle lebensnotwendigen Mineralsalze. Er hat eine heilsame Wirkung bei Mangelkrankheiten und eine wohltuende Wirkung auf den Organismus. Lehm ist das klassische Naturheilmittel.

Leinsamen

Gutes natürliches Darmanregungsmittel. Wird als Mehl auch für aufweichende Umschläge verwendet. Für innerliche Anwendung im Reformhaus, für äußerliche in der Apotheke erhältlich.

Lipide

Fettstoffe oder fettähnliche Substanzen

Proteine (Eiweiße)

Die wichtigsten Elemente der lebenden Materie, die am Aufbau der Muskelgewebe, Nerven, Knorpel und Knochen usw. beteiligt sind.

Man hat in den letzten Jahren an einen übermäßig hohen Eiweißbedarf geglaubt und war davon überzeugt, daß die Proteine tierischer Herkunft (Fleisch, Fisch, Eier, Milchprodukte) mindestens einen Drittel unserer Nahrung ausmachen müßten.

Heute wird man gewahr, wie recht Dr. Bircher-Benner gehabt hatte, als er eine tägliche Eiweißzufuhr von 50 Gramm für einen 70 Kilo schweren Erwachsenen als völlig ausreichend postulierte. Dies wurde erst kürzlich wieder an einem internationalen Kongreß für Gerontologen anerkannt. Darüber hinaus weiß man heute, daß pflanzliche Eiweiße in geeigneter Kombination einen höheren biologischen Wert haben als tierische.

Psylliumsamen

Natürliches Abführmittel. Eine halbe Stunde in warmem Wasser einweichen, dann mit etwas Wasser einnehmen.

Dosis: 1 — 2 Löffel, abends vor dem Schlafengehen

Rohkost

siehe Seite 137

Schenkelgüsse

nach Kneipp

Gut für den Kreislauf, ziehen das Blut in die unteren Regionen des Körpers. Der heiße Strahl muß (wenn möglich mit einem offenen weichen Schlauch) während fünf Minuten ausschließlich auf die Oberschenkel und

Hüften gerichtet werden, dann geschieht dasselbe während einer Minute mit einem Kaltwasserstrahl. Tief atmen und zwei- bis dreimal wiederholen. Mit kaltem Wasser abschließen.

Soja

In China seit Tausenden von Jahren bekannt. Reicher an Eiweiß und Fett als Fleisch. Es enthält ferner die Vitamine F, B und E und ist reich an Mineralsalzen wie Kalzium und Eisen. Dagegen enthält Soja verhältnismäßig wenig Stärke und eignet sich daher ausgezeichnet als Diabetikerkost. Soja kann man in Form von Mehl anstelle von Eiern verwenden.

Trockenbürsten

Regt die Blutzirkulation an, ist gut für die Haut.

Körper und Gliedmaßen mit einer halbharten Aloebürste kräftig massieren, bis die Haut gut gerötet ist (etwa 5 Minuten). Keine Kunstfaserbürste verwenden.

Vitamine

(siehe Tabelle Seite 250)

Eiweißartige Substanzen, die weder Zellbausteine noch Energielieferanten, jedoch lebensnotwendig sind. Prof. Funk entdeckte 1913 zum erstenmal im Vollreis eine Substanz, die er «Vitamine» (Vita = Leben, Amine = Eiweiße) nannte.

Vollweizen

Ganze, samt Haut und Keim gemahlene oder geschrotete Weizenkörner. Erhältlich in Reformhäusern.

Vollwickel nach Prießnitz

Wirken beruhigend bei Schlaflosigkeit, Fieber usw.

1. Den Patienten gut durchwärmen, zum Beispiel durch ein Sonnenbad (im Sommer) oder durch ein heißes Wasserbad.
2. Ein Tuch in kaltes Wasser tauchen, auswringen und dann den Patienten wie eine Mumie darin einwikkeln.
3. Auf dem Bett eine Wolldecke ausbreiten, in die man den Patienten samt seinem kaltfeuchten Tuch sorgfältig einwickelt.
4. Mit einer zweiten Decke zudecken.

Nach kurzer Zeit wird der Körper des Patienten von einer angenehmen Wärme durchflutet.

Man wendet diesen Wickel mit Vorteil abends an, da er einen tiefen Schlaf garantiert.

Wechselduschen

Regt die Hautdurchblutung an. Man duscht 2 Minuten mit sehr heißem und anschließend ½ Minute mit sehr kaltem Wasser. Diese Prozedur soll so lange fortgesetzt werden, bis die Haut sich rötet und man ein prickelndes Wärmegefühl verspürt. Kalt beenden.

Ebenfalls gut für Herzkranke, aber in diesem Fall soll die heiße Dusche 10 Minuten, die kalte 20 bis 40 Sekunden dauern.

Weizen-Gel

Ein Produkt, das durch Flockung von Weizenkörnern gewonnen wird. Gut für Schlankheitskuren.

Tagesbedarf an Vitaminen

Vitamin A

Tagesbedarf etwa 2500 IE[1]. Man hat aber nie zuviel davon. Hauptsächlich vorhanden in Gemüsen und Früchten sowie im Lebertran, und zwar zumeist in Form von Karotin oder Provitamin A, das im menschlichen Organismus unter Beizug von hochungesättigter Fettsäure (Palmitin) in Vitamin A umgewandelt wird.

Vitamin A ist von großer Bedeutung für die Erhaltung der Gesundheit und des Lebens, für ein normales Wachstum, den Sehvorgang und die Reproduktionsfähigkeit. Es spielt auch bei der Gesundheit der Haut eine entscheidende Rolle.

Vitamin C

Tagesbedarf: 40—75 mg. Ist hauptsächlich in Früchten, frischen Gemüsen und im Weizenkeim vorhanden.

Wird durch Lagerung und Erhitzung weitgehend zerstört. Lebenswichtig für Augen, Nebenniere, Hypophyse, Hirn, Herz, Lungen und Pankreas. Erhöht Leistungsfähigkeit und die Widerstandskraft gegen Infektionen.

Vitamin E

Tagesbedarf 10—30 mg (0,5 mg pro Kilo Körpergewicht)

Ist hauptsächlich im Weizenkeim, in Nüssen, pflanzlichen Ölen und gewissen Grüngemüsen vorhanden. Vitamin E ist ein wichtiger Schutzfaktor für die ungesättigten Fettsäuren und dadurch für die Erhaltung des

---

[1] 20 IE = 6 Millionstelgramm pro Kilo Körpergewicht

Sauerstoffs, es beeinflußt anscheinend den Transport oder Stoffwechsel von Vitamin B und fördert die Leistungsfähigkeit der Muskeln und der Keimdrüsen.

Vitamin F
Hochungesättigte Fettsäure

Bedarf etwa 4 — 7 g täglich (hängt von der Zufuhr essentieller Fettsäuren ab)

Ist von Bedeutung für die Zellmembranstruktur und beteiligt am Stoffwechsel in den Mitochondrien. Gewisse Polyenfettsäuren spielen eine wichtige Rolle beim Serumcholesterinabbau (Arteriosklerose!)

Hauptsächlich in pflanzlichen Ölen vorhanden.

Vitamin B
Man spricht von der Vitamin-B-Gruppe, die u. a. die Vitamine B_1, B_2, B_6, B_{12}, Folsäure, Nikotinsäure usw. umfaßt. Der Tagesbedarf hängt von der jeweiligen Art ab und reicht von 0,5 millionstel bis zu etwa 5 tausendstel Gramm.

Ist hauptsächlich im Vollgetreide, in Gemüsen, Nüssen, Fleisch und Milchprodukten vorhanden.

Die Vitamine der B-Gruppe spielen eine wichtige Rolle bei der Blutbildung und im Nervensystem sowie für die Zahngesundheit.

Bibliographie

Bircher-Benner-Handbücher
für Leber- und Gallenkranke
für Magen- und Darmkranke
für Arteriosklerose- und Bluthochdruckkranke
Schlank — schön — gesund
für Frischsäfte und Rohkost
für Herzkranke
für Rheuma- und Arthritiskranke
für Nieren- und Blasenkranke
für Hautkranke
für Venenkranke
für Männer mit Altersbeschwerden
für Zuckerkranke
für Kopfschmerzen und Migräne
Bircher-Benner-Kochbuch

Bircher-Benner: Ordnungsgesetze des Lebens

Bircher-Benner: Der Menschenseele Not

Prof. Dr. med. W. Zabel: Die interne Krebstherapie und die
Ernährung des Krebskranken

Dr. Schultz/Friese/Gadal
Rezepte für eine krebsfeindliche Vollwertkost

Greet Buchner
Gesundheit fängt im eigenen Garten an

Dr. Ralph Bircher
Bircher-Benner. Leben und Lebenswerk

*Dr. D. Kollenbach/*Bircher-Benner. Krankheitslehre und
Diätetik (Univ. Köln 1974)

Rohkost in klinischer Behandlung

von Dr. med. Dagmar Liechti-von Brasch

3. – 15 Tage

Zubereitung	Indikation	Wirkung	Dauer	Menge
Saftförmig: Obst. Rohgemüse, gemischt oder rein als Saft. Pflanzenmilch (Mandel. Soja, Sesam). *Evtl. Saftzusätze:* Vollgetreide- oder Leinsamenschleim oder Vorzugsrahm oder Vorzugsmilch Kräutertees. — zu je ⅓ dem Frischsaft zugesetzt.	Übergewicht. Herz- und Kreislaufdekompensation, Gastritis, Duodenitis, Ulkus, Enterokolitis akut-chron. (grav.), Nephritis akut-chron, Hepatitis (Initialsyndrom). Akute Infekte. Allgemeine Stoffwechselüberlastung (Fastenindikation), Polyphagie.	Einschränkung der Nahrungsmenge. Ökonomisierung — Entlastung. Entzündungswidrig, entgiftend. Darmmilieu sanierend. basenüberschüssig, entwässernd, zellulosefrei, leichte Vagotonisierung.	1 – 28 Tage nach ärztl. Vorschrift. Übergewicht: 5 – 21 Tage als Fastenkur; dann 1 – 3 Tage pro Woche 3 – 15 Tage. Herz-Kreislauf-Insuff. Gastro-Enterokolitis Ulkus Hepatitis Nephritis	600 – 800 g Frischsäfte (evtl. bis 500 g Pflanzenmilch oder Kräutertees). 200 – 600 Kalorien
Püriert: (gemixt in Maschine): Obst, Rohgemüse rein, 2 bis 3 Sorten Pflanzenmilch oder Pürees aus Mandeln, Soja, Sesam. Kaltgepreßte Pflanzenöle, evtl. rohe Vorzugsmilch. Junket.	Gastroduodenitis Ulcus ventriculi et duodeni. Enterokolitis in *Rekonvaleszenz!*	Wie saftförmig. Zusätzlich: leichte Mengenvermehrung. Ölzugabe. Zellulose in feinster Form.	3 – 14 Tage	800 – 1200 Kalorien

Feingehackt (passiert): Obst, Rohgemüse fein geschnitten, geschlagen, gehackt. Vollgetreide fein geschrotet. gekeimt. Nüsse, Mandeln fein gerieben. Pflanzenöle kaltgepreßt und Kräuter an Rohgemüse. Zusatz: evtl. rohe Pflanzenmilch. Buttermilch. Molke, Joghurt	Wie pürierte Kost. Weitere *Rekonvaleszenz*.	Wie pürierte Kost. Zusätzlich: Zellulose in gröberer Form.	Nach Bedarf.	800—1200 Kalorien
Normale Rohkost: Obst ganz. Rohgemüse normal zubereitet. Vollgetreide: ganz. geschrotet. gekeimt, Flocken. Nüsse, Mandeln. Pflanzenöle und Kräuter zu Rohgemüse. Vorzugsmilch roh, evtl. Vorzugsrahm. Dörrobst (bei Schlafstörung nachts). Honig.	Allgemeine Umstimmung der Stoffwechselreaktions-, -regulationslage. Rheuma akut, primär und sekundär chron., Allergie- und Krampfkrankheiten: Ekzem, Psoriasis, Migräne, Epilepsie. Chron. Konstipation, Kolitis (spast. und aton.). Akne, Furunkulose, chron. Infektion. Arteriosklerose. Koronarsklerose, Claudicatio interm. — Hypertonie. Nephro-, Hepatopathie, malignes und benignes Tumorwachstum. Operationsvorbereitung und Nachbehandlung, Suchtbekämpfung.	Wie saftförmig, püriert, feingehackt. Zusätzlich: Vollwert-Dauernahrung. (Bedingung: biologisch gezüchtet, keine denaturierten Zusätze.)	Durchschnitt 1—6 Wochen oder 1—3 Tage pro Woche, im Turnus mit: Frischsäftefasten, Rohkost mit Zulage, vegetarische oder vegetabile Vollkost.	1200—1500 Kalorien

247

Vitamintabellen

Frischgemüse	Kalorien	Kohlenhydrate	Eiweiß	Fett	Salz	Kalium	Wichtigste Mineralstoffe	Wichtigste Vitamine
Artischocken	−	−	−	−	−	+	Phosphor	
Auberginen	−	−	−	−	−	+		
Blumenkohl	−	−	−	−	−	+	Phosphor	C
Bocksbart	−	−	−	−	−	+		
Bohnen	−	−	−	−	−	+		
Brokkoli	−	−	−	−	−	+		
Champignons	−	−	−	−	−	++	Phosphor	A
Chicorée	−	−	−	−	−	+		C
Chinakohl	−	−	−	−	−	+		
Eierschwämme	−	−	−	−	−	+	Eisen	
Endivie	+	+	−	−	−	+	Phosphor-Eisen	A
Erbsen	++	−	−	−	−	+	Phosphor-Eisen	
Gurken	−	+	−	−	−	+	Magnesium	
Kartoffeln	++	++	−	−	−	+	Phosphor	
Knoblauch	−	−	−	−	−	+	Schwefel	
Kohlrüben	−	−	−	−	−	−		
Kresse	−	−	−	−	−	+	Eisen	C, A
Lauch	−	−	−	−	−	+		
Lattich	−	−	−	−	−	+		
Mangold	−	−	−	−	−	+		
Meerrettich	+	+	−	−	−	+	versch.	
Rote Rübe	−	−	−	−	−	−	Phosphor	
Rettich	−	−	−	−	−	+		
Rosenkohl	−	−	−	−	−	+		
Rotkohl	−	−	−	−	−	+	Phosphor	C
Rüebli	−	−	−	−	−	++	Phosphor	A
Sauerkraut	−	−	−	−	++	+		

					Phosphor, Eisen
Spanische Artischocke	—	—	—	+	Eisen
Spargeln	—	—	—	++	
Spinat	—	—	—	+++	Eisen C
Tomaten	—	—	—	+++	Phosphor A
Topinambur	—	—	—	+++	
Würzkräuter	—	—	—	+++	Magnesium
Wirsing	—	—	—	+++	Phosphor C, A
Wilder Lattich	—	—	—	++	
Zucchetti	—	—	—		
Zwiebeln	—	—	—	+	

Auf den ersten Blick scheint es, daß die Gemüse wenig Eiweißbausteine zuführen. Doch ist der biologische Wert derselben insofern sehr interessant, als sie sich in gewissen Kombinationen von Blatt- und Getreideeiweißen oder in Verbindung mit Milcheiweißen oder Eiern zu biologisch sehr hochwertigen Eiweißen aufbauen.

—   vernachlässigbare Mengen
+   beachtenswerte Mengen
+ +   besonders große Mengen

Frische Früchte	Kalorien	Kohlen-hydrate	Eiweiß	Fett	Salz	Kalium	Wichtigste Vitamine
Äpfel	+	+	−	−	−	+	C, B_1
Aprikosen	+	+	−	−	−	++	C, B_1
Bananen	++	++	−	−	−	++	C, B_1
Birnen	+	+	−	−	−	+	C
Erdbeeren	+	+	−	−	−	+	C
Feigen	+	+	−	−	−	+	C
Grapefruit	+	+	−	−	−	+	C^+, B_1
Himbeeren	+	+	−	−	−	+	C, B_1
Johannisbeeren	+	+	−	−	−	+	C
Kirschen	+	+	−	−	−	+	C
Mandarinen	+	+	−	−	−	+	C
Melonen	+	+	−	−	−	+	C
Orangen	+	+	−	−	−	+	C^+
Pfirsiche	+	+	−	−	−	+	C
Pflaumen	+	+	−	−	−	+	C, B_1
Rhabarber	+	+	−	−	−	+	C
Trauben	+	+	−	−	−	+	C
Zitronen	+	+	−	−	−	+	C^+

− vernachlässigbare Mengen
+ beachtenswerte Mengen
++ besonders große Mengen

Mehle Getreide	Kalorien	Kohlenhydrate	Eiweiß	Fett	Salz	Kalium	Wichtigste Vitamine	Wichtigste Mineralstoffe
Flocken oder Mehl:								
Hafer	++	++	+	−	+	+	B_1, B_2	Phosphor, Magnesium, Eisen
Weizen	+++	++	++	−	++	++	B_1, B_{12}	Phosphor
Mais	+++	++	+	−	++	++	B_1, B_{12}	Phosphor
Reis	+++	++	+	−	−	+++	B_1, B_2	Phosphor
Vollkornmehl:								
Weizen	+++	+++	++	−	−	+++	B_1, B_{12}	Phosphor
Mais	+++	+++	+	−	−	+	B_1, B_{12}	Phosphor
Reis	+++	+++	+	−	−	+++	B_1, B_2	Phosphor, Eisen
Roggen	++	++	+	−	−	+	B_1, B_2	Phosphor, Mg, Eisen
Buchweizen	++++	+++	++	−	−	+++	B_1, B_2	Phosphor
Hirse	++++	+++	+	−	−	+++	B_1, B_2	Magnesium
Reis	++++	+++	+	−	−	+++	B_1, B_2	Phosphor
Gerste	++++	+++	+	−	−	+++		Phosphor, Mg
Grieß	++++	++++	+	−	−	+	B_1, B_2	Phosphor
Tapioka	++++	++++	−	−	−	−	B_1, B_2	Phosphor
Vollkornbrot	++	+++	+++	−	+	+	B_1, B_2	Phosphor
Weißbrot		+	−	−	+	−		
Weizenkeim			+++	+	−	−	E, D, B_1, B_3, PP	
Maiskeim	−	−	−	−	−	−	Auxone	
Sojakeim	−	−	+	−	−	−	Auxone	

Wir erinnern daran, daß Vollkornmehle und -flocken besonders wegen ihres Reichtums an Vitaminen empfohlen werden, die mit dem Ausmahlen und der Lagerung abnehmen, sowie wegen ihrer Spurenelemente. Weizenkeime sollten wie ein Medikament jeden Tag eingenommen werden, jedoch nicht mehr als ein Kaffeelöffel täglich.

Milchprodukte	Kalorien	Kohlenhydrate	Eiweiß	Fett	Salz	Kalium	Hauptsächliche	
							Mineralstoffe	Vitamine
Vollmilch	+	++	++	+	+	+	Ca	B$_2$
Magere Sauermilch	++	++	++	–	–	–	Ca	B$_2$
Vollrahm	+++	+	–	++	–	–	Ca	B$_2$
Joghurt	+++	+	+++	–	+	+	Ca	B$_2$
Weichkäse	+++	–	+++	+++	++	++	Ca	B$_2$
Quark	+++	–	++	+++	–	+	Ca	B$_2$
Hartkäse	+++	–	++	+++	+	+	Ca	B$_2$

Alle Milchprodukte sind reich an Kalzium und Phosphor, wobei es mehr Kalzium als Phosphor hat; alle diese Produkte sind deshalb Kalklieferanten.

Fette	Kalorien	Kohlenhydrate	Eiweiß	Fett	Salz	Kalium	Mineralstoffe	Vitamine
Butter	+++	–	–	++	–	–		A
Öl	+++	–	–	+++	–	–		E
Margarine	++	–	–	++	–	–		A

Butter enthält auch Vitamin D, aber in relativ geringen Mengen.

– vernachlässigbare Mengen
+ beachtenswerte Mengen
++ besonders große Mengen

Trockenfrüchte	Kalorien	Kohlen-hydrate	Eiweiß	Fett	Salz	Kalium	Hauptsächlichste Mineralstoffe	Vitamine
Mandeln	+ +	−	+ +	+ +	−	+ +	Phosphor, Ca, Mg	B₁, B₂
Datteln	+ +	+ +	−	−	−	+ +	Kalzium, Mg	
Feigen	+ +	+ +	−	−	+	+ +	Kalzium, Mg, Phosphor	
Walnüsse	+ +	−	+ +	+ +	−	+ +	Phosphor, Ca, Mg	B₁, B₂
Haselnüsse	+ +	+ +	+	+	−	+ +		
Pflaumen	+ +	+ +	−	−	−	+ +	Kalzium, Mg	B₁
Weinbeeren	+ +	+ +	−	−	−	+ +	Phosphor	
Süßigkeiten								
Konfitüre	+ + +	+ + +	−	−	−	+ +		
Honig	+ + +	+ + +	−	−	−			
Zucker	+ + +	+ + +	−	−	−	−		
Vermicelles	+ +	+ + +	−	−	−	+		

Mandeln, Erdnüsse und Walnüsse sind besonders reich an Eiweiß.
(Kalorien können sowohl durch Fett als auch durch Kohlenhydrate zugeführt werden; gewisse Trockenfrüchte sind durch das Fett kalorienreich, andere durch ihren Gehalt an Kohlenhydraten.)

253

Fleisch, Fisch, Eier	Kalorien	Kohlen-hydrate	Eiweiß	Fett	Salz	Kalium	Hauptsächlichste Mineralstoffe	Vitamine
Kuh	+	−	++	+	++	+	Eisen, Phosphor	B_2
Pferd	−	−	++	−	++	++	Phosphor	
Schaf	+	−	++	+	++	++	Phosphor	
Kalb	−	−	++	−	++	++	Phosphor	B_2
Fisch	−	−	++	−	++	++	Phosphor	
Ei, ganz	−	−	++	+	+	+	Phosphor	
Eiweiß	−	−	++	−	−	+	Schwefel	
Eigelb	+	−	+	+		+		B_2

Achtung: Fleisch und Fisch sind reich an Phosphor, aber relativ arm an Kalzium und deshalb säureüberschüssig. Deshalb sollte darauf geachtet werden, daß sie nur in Kombination mit genügend Milchprodukten oder Gemüsen, die kalziumreich sind, genossen werden, damit keine Entmineralisierung und kein Knochenabbau entstehen können. Fleisch und Fisch sind in erster Linie Quellen von Eiweiß, Eisen, Vitaminen der B-Gruppe, hauptsächlich Vitamin B_2 und Folsäure.
Eine Ernährung, die arm an Fleisch oder vollständig vegetarisch ist, muß deshalb reich an Vollgetreiden sein: Vitamin B_1, B_2, Eiweiß (siehe Tabelle der Gleichwertigkeiten).

− vernachlässigbare Mengen
+ beachtenswerte Mengen
++ besonders große Mengen

Tabelle der Gleichwertigkeiten

Eiweiß	Eiweiß	Fett	Kohlenhydrate
100 g Fleisch	2 Eier	1/2 l Milch oder entsprechende Milchprodukte	
1/4 l Milch	250 g Sauermilch	250 g Joghurt	120 g Weichkäse
100 g Butter	85 g Öl	100 g Margarine	
100 g Vollkornbrot	75 g Vollgetreidemehl Haferflocken Teigwaren	75 g Reis	350 g Kartoffeln
	90 g Trockenfrüchte		

Das Werner Höferlin Institut für berufliche Weiterbildung bietet Lehrgänge zum Selbststudium mit Abschlußurkunde oder ein- bis vierwöchige Tageskurse mit Diplom an. Wir senden Ihnen kostenlos die Unterlagen für Heilpraktiker (Prospekt H 18), prakt. Psychologie (Prospekt P 18), Massage, Reflexzonenmassage/Akupressur (Prospekt M 18), Yoga- oder Jazzgymnastik-Übungsleiter(in)/Lehrer(in) (Prospekt G 18) und Biokosmetiker(in) (Prospekt K 18).

Werner Höferlin Institut für berufliche Weiterbildung, Postfach 1867, D-7858 Weil am Rhein

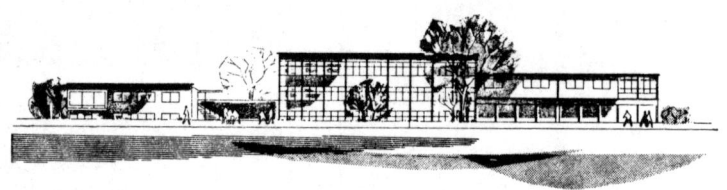